Cornelia Schweizer

HV-Fragen: Verhütung

Cornelia Schweizer

# HV-Fragen: Verhütung

## Pille, Ring, Kondom und mehr

Cornelia Schweizer, Paderborn

Mit 27 Abbildungen und 29 Tabellen

Deutscher Apotheker Verlag

**Zuschriften an**
lektorat@dav-medien.de

**Anschrift der Autorin**
Cornelia Schweizer
Delphin-Apotheke
Detmolder Str. 8
33102 Paderborn
E-Mail: c.schweizer@delphin-apo.de



Bibliografische Information der Deutschen Nationalbibliothek
Die Deutsche Nationalbibliothek verzeichnet diese Publikation in der Deutschen Nationalbibliografie; detaillierte bibliografische Daten sind im Internet unter https://portal.dnb.de abrufbar.



1. Auflage 2020
ISBN 978-3-7692-6899-7 (Print)
ISBN 978-3-7692-7549-0 (E-Book, PDF)


Birkenwaldstraße 44, 70191 Stuttgart
www.deutscher-apotheker-verlag.de
Printed in Germany

Satz: primustype Hurler GmbH, Notzingen
Druck und Bindung: Aumüller Druck GmbH & Co. KG, Regensburg
Umschlagabbildung: vegefox.com/stock.adobe.com
Umschlaggestaltung: deblik, Berlin

# Vorwort

*Für meine Familie*

Als ich gefragt wurde, ob ich mir vorstellen könnte ein Buch zum Thema Verhütung zu schreiben, schien mir das Format von „Kunde fragt – Apotheker antwortet" ein überschaubares Gerüst zu bieten, um das ich „herumarbeiten" könnte. Leztendlich war die Struktur des Gerüsts das einzig Überschaubare. Die Fülle der Fragen, die sich bei meinen Recherchen ergaben, hat mich doch überrascht. Routinefragen sind leicht zu beantworten. Die Antworten zu Fragen nach Hormonen im Abwasser oder zukünftigen neuen Methoden der Verhütung sind da schon schwieriger zu finden. Hätten Sie gewusst, dass es ein Kondometer gibt oder dass bestimmte Antibiotika die Funktion von Hormonteststäbchen beeinträchtigen können?

Überrascht haben mich auch Daten der BZgA, die besagen, dass sich 50 Prozent der zu ihrem Verhütungsverhalten befragten Erwachsenen weitere Informationen zum Thema Empfängnisverhütung wünschen. Mehr als die Hälfte der Befragten fühlten sich weniger gut bis schlecht über Empfängnisverhütung informiert. Ein Viertel der befragten Erwachsenen wünscht sich solche Informationen in einem Beratungsgespräch bei uns in der Apotheke [1]. Es wäre schade, diesen Wunsch nicht erfüllen zu können.

Ich hoffe, dass dieses Buch Ihnen besonders dabei helfen kann, die spezielleren Fragen Ihrer Kundinnen in der Apotheke kompetent beantworten zu können. Also, auf geht's!

Mein besonderer Dank gilt dem Lektorenteam vom Deutschen Apotheker Verlag, welches mir geduldig und motivierend allzeit mit Rat und Tat zur Seite stand. Ohne dieses Team, eine sehr nachsichtige und liebevolle Familie sowie meine fantastischen Kollegen in der Apotheke hätte ich dieses Buch niemals zu Ende geschrieben. Ganz besonders möchte ich meiner Kollegin Sylvia Bruns danken, die meinen Entwurf mit sehr viel Sorgfalt geprüft und mit ihren Anregungen bereichert hat.

Paderborn, im Januar 2020 Cornelia Schweizer

# Inhaltsverzeichnis

# Abkürzungsverzeichnis

| | |
|---|---|
| ABDA | Bundevereinigung Deutscher Apothekerverbände |
| ADA | American Diabetes Association |
| AKWL | Apothekerkammer Westfalen-Lippe |
| AMTS | Arzneimitteltherapiesicherheit |
| BAK | Bundesapothekerkammer |
| BMI | Body-Mass-Index |
| BUND | Bund für Umwelt und Naturschutz Deutschland e. V. |
| BVF | Bundesverband der Frauenärzte |
| BZgA | Bundeszentrale für gesundheitliche Aufklärung |
| CE | Europäische Gemeinschaften \| Communautées Européenes |
| Cyp | Cytochrom-P450-System |
| DDG | Deutsche Diabetes Gesellschaft |
| DDT | Dichlordiphenyltrichlorethan |
| DGGEF e. V. | Deutsche Gesellschaft für Gynäkologische Endokrinologie und Fortpflanzungsmedizin e. V. |
| DGGG | Deutsche Gesellschaft für Gynäkologie und Geburtshilfe |
| DLF | Deutsche Latex Forschungs- und Entwicklungsgemeinschaft |
| DMPA | Depot-Medroxyprogesteron |
| DRSP | Drospirenon |
| EE | Ethinylestradiol |
| EMA | Europäische Arzneimittelagentur \| European Medicines Agency |
| EPPIN | Epididymal Protease-Inhibitor |
| FDA | U. S. Food and Drug Administration |
| FSH | follikelstimulierendes Hormon |
| G-BA | Gemeinsamer Bundesausschuss |
| GnRH | Gonadotropin-Releasing-Hormon |
| GV | Geschlechtsverkehr |
| H | Stunde(n) |
| hCG | humanes Choriongonadotropin |
| HDL | Lipoprotein hoher Dichte \| high density lipoproteine |
| HIV | humanes Immundefizienz-Virus |
| HPV | humaner Papillomavirus |
| IUB | Intrauterinball |
| IUP | Intrauterinpessar |
| IUS | Gestagen freisetzendes intrauterines System |
| KHK | kombinierte hormonelle Kontrazeptiva |
| KI | Kontraindikation |
| KOK | kombinierte orale Kontrazeptiva |
| LAM-Methode | Laktationsamenorrhö-Methode \| lactational amenorrhea method |
| LDL | Lipoprotein niederer Dichte \| low density lipoproteine |
| LH | luteinisierendes Hormon |
| LZ | Langzyklus |
| LZE | Langzeiteinnahme |
| MPA | Medroxyprogesteronacetat |
| NFP | natürliche Familienplanung |

| | |
|---|---|
| OHD | Ovulationshemmdosis |
| PCO-Syndrom | polyzytisches Ovarialsyndrom |
| POP | Minipille \| progestogen-only pill |
| RFSU | Reichsverbund für sexuelle Aufklärung |
| SGGG | Schweizerische Gesellschaft für Gynäkologie und Geburtshilfe |
| TIA | transitorische ischämische Attacke |
| UGT | UDP-Glucuronosyltransferase |
| UN | Vereinte Nationen \| United Nations |
| UPA | Ulipristalacetat |
| VTE | venöse Thromboembolie |

# 1 Über dieses Buch



Viele Kunden vertrauen uns, dass wir Fragen zum Thema Verhütung in der Apotheke beantworten können. Mit diesem Buch möchte ich Ihnen Informationen für diese Beratungsgespräche geben.

So vielfältig wie die Menschen, die zu uns in die Apotheke kommen, sind die verfügbaren Verhütungsmethoden und die Fragen dazu. Dieses Buch versucht, möglichst umfassend zahlreiche Fragen zu erfassen, zu beantworten sowie relevante Hintergrundinformation zu den Themen zu geben.

Allerdings können in diesem Buch nicht alle Fragen bis in kleinste Details beantwortet werden, vor allem wenn es um einzelne Präparate geht.

Daher ist es unerlässlich, zur Klärung Präparate-bezogener Fragen zusätzlich die jeweilige Fachinformation zu konsultieren. So können Sie sicher sein, dass Sie bei Ihrer Beratung nichts Wichtiges übersehen und Ihre Patientinnen Informationen auch nachlesen können.

Dieser Ratgeber ist im Fragen-Antwort-Stil gehalten, um Ihnen mögliche Fragen der Kundinnen aufzuzeigen und gleichzeitig Informationen zur Beantwortung solcher Fragen zu geben. Natürlich sind diese Antworten nur als Richtungsweiser gedacht. Jede Beratungssituation ist anders, sodass Sie sicher eine für den individuellen Fall passende Formulierung finden werden.

Die nach dem Frage-Antwort-Teil folgenden Hintergrundinformationen können selbstverständlich in Ihre Antwort mit einfließen. Da dieses Buch praxisorientiert ausgerichtet ist, sind pharmakologische Informationen bewusst kurz gehalten.

Ich hoffe, der Ratgeber wird in Ihrer täglichen Beratungspraxis ein Helfer, der Ihre Fragen und die Ihrer Kundinnen zum Thema Verhütung zügig klären kann.

# 2 Methoden zur Verhütung

## 2.1 Die Wahl der Verhütungsmethode

Es gibt eine große Auswahl an verschiedenen Verhütungsmethoden. Die BZgA zählt 17 unterschiedliche Methoden auf [2]. Die meisten Methoden sind auf die Frau als Anwenderin zugeschnitten. Lediglich das Kondom und die Vasektomie sind für Männer geeignet.

Welche Verhütungsmethode die passende ist, hängt primär von den individuellen Bedürfnissen und Wünschen der Anwender ab. Natürlich ist die Sicherheit der Verhütungsmethode einer der wichtigsten Faktoren. Weitere Kriterien, die eine Rolle spielen sind z. B. Lebensalter, Verträglichkeit, Einfachheit der Anwendung, Einfluss auf die Familienplanung, Schutz vor Infektionen, Kosten sowie die Zustimmung des Partners für die gewählte Methode.

Die hormonellen Methoden werden vom Arzt verordnet und in der Apotheke an die Anwenderin abgegeben. Eine individuelle Beratung erhöht hier die korrekte Anwendung sowie Adhärenz und daher die Sicherheit der Methode. Dies gilt ebenso für nicht hormonelle Verhütungsmethoden sowie evtl. notwendiges Zubehör, welches in der Apotheke erhältlich ist, z. B. Spermizide.

Invasive Methoden wie Sterilisation werden in der ambulanten Praxis oder im Krankenhaus ausgeführt.

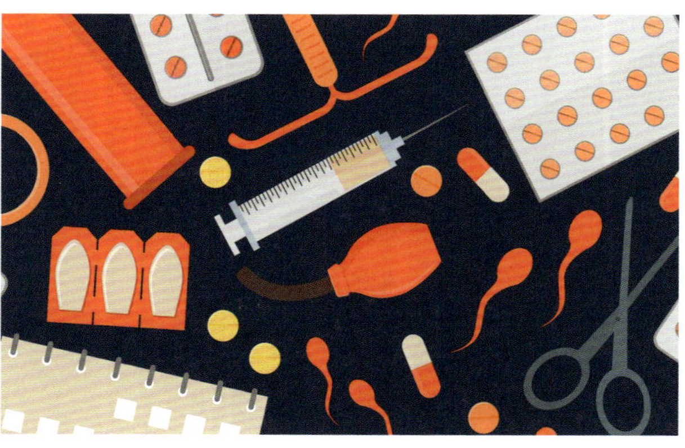

**Abb. 2.1** Große Auswahl an Verhütungsmethoden

### 2.1.1 Kundenfragen

**Fragen zu unterschiedlichen Methoden der Verhütung**

**Wie sicher sind die verschiedenen Methoden?**

- Hormonelle Verhütungsmethoden gelten als die sichersten Varianten. Bei vielen Methoden kann die Sicherheit je nach Anwendungsverhalten mehr oder weniger schwanken. Dies ist v. a. bei nicht hormonellen Methoden der Fall. Die Sicherheit der einzelnen Methoden wird nach dem sog. Pearl-Index beurteilt. Der Pearl-Index der Pille beträgt 0,1–0,9. Je niedriger der Index, desto sicherer ist die Methode. Wird gar keine Form von Kontrazeption angewendet beträgt der Index 80–85, während er für die Anwendung eines hormonellen Implantats 0,0–0,08 beträgt. Die Werte der verschiedenen Methoden sind unter www.profamilia.de zu finden.

**Was ist der Pearl-Index?**

- Der Pearl-Index ist das Beurteilungsmaß für die Sicherheit der unterschiedlichen Verhütungsmethoden. Dabei drückt der Index aus, wie viele von 100 Frauen unter korrekter Anwendung einer bestimmten Methode innerhalb eines Jahres schwanger werden. Also, wenden 100 Frauen ein Jahr lang die gleiche Verhütungsmethode an und es treten zwei Schwangerschaften auf, so ist der Pearl-Index 2. Ein Pearl-Index von 0,1 wiederum besagt, dass eine von 1000 Frauen schwanger wird, wenn diese ein Jahr lang die gleiche Verhütungsmethode anwenden.

**Ich möchte keine Hormone mehr nehmen. Wie kann ich noch verhüten?**

- Neben hormonellen Verhütungsmethoden gibt es zahlreiche nicht hormonelle Methoden. Dazu gehören z. B. die Spirale aus Kupfer, natürliche Methoden wie die Temperaturmethode oder Barrieremethoden wie das Kondom, Diaphragma oder die Portiokappe. Auch operative Methoden wie die Durchtrennung der Eileiter oder Samenleiter sind möglich. Einen der Pille vergleichbaren Pearl-Index haben hormonfreie Methoden wie z. B. die Kupferspirale/-kette oder operative Methoden.

**Wo kann ich mich selbst über die Verhütungsmethoden informieren?**

- Die BZgA unter www.familienplanung.de sowie der nichtstaatliche Verband profamilia unter www.profamilia.de stellen im Internet ausführliche Informationen bereit. Weiterhin gibt es in Städten und Kommunen Beratungsstellen zum Thema Familienplanung und Verhütung. Selbstverständlich geben auch die Frauenärzte und Hebammen zu diesem Thema Auskunft. Die Anzahl entsprechender Ratgeber ist groß.



### 2.1.2 Hintergrundinformationen

Die hormonelle Verhütung ist laut einer Untersuchung der BZgA die beliebteste Verhütungsmethode, v. a. bei jüngeren Erwachsenen unter 30 Jahren. Bei den Erwachsenen zwischen 30 und 44 Jahren wird zunehmend mit einer Spirale verhütet. Das Kondom spielt als flexibles Verhütungsmittel besonders außerhalb einer festen Partnerschaft eine Rolle. Bei den Gründen für die Auswahl einer bestimmten Verhütungsmethode stehen Sicherheit und Zuverlässigkeit sowie die praktische Anwendung an der Spitze [1]. Die Zuverlässigkeit einer Verhütungsmethode wird durch den Pearl-Index definiert. Der Pearl-

**Tab. 2.1** Inzidenz ungewollter Schwangerschaften im ersten Anwendungsjahr pro 100 Frauen bei typischer (Pearl-Index) und korrekter Anwendung (bereinigter Pearl-Index) verschiedener Kontrazeptionsmethoden [4,5]

| Methode | Bereinigter Pearl-Index (korrekte Anwendung) | Pearl-Index (typische Anwendung) |
|---|---|---|
| Keine | 85 | 85 |
| Sterilisation der Frau | 0,5 | 0,5 |
| Sterilisation des Mannes | 0,1 | 0,15 |
| Ovulationshemmer oral | 0,3 | 8 (2,2 [1,2]) |
| Kontrazeptives Pflaster | 0,3 | 8 (1,2 [2]) |
| Kontrazeptiver Vaginalring | 0,3 | 8 |
| Minipille | 0,3 | 8 |
| Minipille mit Desogestrel | (0,14 [2]) | (0,14 [2]) |
| Depot-Gestagen (Medroxyprogesteronacetat) | 0,3 | 3 |
| Gestagen-Implantat | 0,05 | 0,05 |
| Intrauterinpessar (Kupfer) | 0,6 | 0,8 |
| Intrauterinpessar (Levonorgestrel) | 0,2 | 0,2 |
| Diaphragma mit Spermizid | 6 | 16 |
| Kondom für den Mann (ohne Spermizid) | 2 | 15 |
| Kondom für die Frau (ohne Spermizid) | 5 | 21 |
| Spermizid | 18 | 29 |
| Intravaginalschwamm (Nulliparae) | 9 | 16 |
| Intravaginalschwamm (Parae) | 20 | 32 |
| Coitus interruptus | 4 | 27 |
| Periodische Abstinenz | 3–5 | 25 |

[1] ergänzt durch Daten von Dinger et al. 2011 [6]
[2] ergänzt durch Daten von Mansour et al. 2010 [7]

Index wurde nach dem amerikanischen Wissenschaftler Raymond Pearl benannt und 1933 eingeführt. Je kleiner der Index, desto sicherer ist die Verhütungsmethode. In der Literatur sind die Angaben zum Pearl-Index der verschiedenen Verhütungsmethoden jedoch unterschiedlich. Während Hersteller sich häufig auf die Sicherheit ohne Anwendungsfehler berufen, beziehen andere Angaben die Anwendungsfehler teilweise mit ein. Die Angaben sind daher nur ein Anhaltspunkt [3]. Wenn der Pearl-Index Anwendungsfehler berücksichtigt, werden Unterschiede deutlich (Tab. 2.1).

Hormonelle Verhütungsmittel bieten einen sehr hohen Empfängnisschutz. Neben einfacher Anwendbarkeit sind die Methoden reversibel und können unabhängig vom GV angewendet werden. Es ist wichtig, dass das passende Mittel nach einer individuellen Risikobeurteilung der Leberfunktion, der Gesundheit der Gefäße sowie unter Ausschluss von Kontraindikationen durch den Gynäkologen ausgesucht wird (▸ Kap. 2.6 und 2.7).

Das Kondom schützt als einzige Methode vor der Übertragung sexueller Krankheiten. Ein großer Vorteil ist auch die mögliche spontane Anwendung, da keine Vorbereitungen in einem bestimmten Zeitfenster getroffen werden müssen. Weiterhin sind Kondome einfach zu beschaffen.

Je jünger die Anwender, desto einfacher in der Handhabung und verträglicher sollte die Verhütungsmethode sein. Laut einer Leitlinie aus 2010, die zurzeit überarbeitet wird, haben DGGG und DGGEF e. V. bei jüngeren Anwenderinnen u. a. die Pille, den Hormonring und bedingt auch Kondome mit oder ohne Spermizide als geeignete Methode eingestuft [8].

Zur Familienplanung sind natürliche Methoden gut geeignet, da sie bei korrekter Anwendung nicht nur eine zuverlässige Verhütungsmethode sind, sondern auch der Beobachtung des persönlichen monatlichen Zyklus dienen. So können diese Methoden ebenso gezielt bei Kinderwunsch angewendet werden.

Intrauterine Verhütungsmethoden wie eine Spirale werden meist Frauen empfohlen, die bereits entbunden haben und aus verschiedenen Gründen hormonelle Verhütung ablehnen, nicht vertragen oder nicht an regelmäßige Einnahme/Anwendung anderer Methoden denken möchten.

Der Einsatz von invasiven, irreversiblen Methoden wird erst nach Abschluss der Familienplanung empfohlen.

## 2.2 Barrieremethoden und chemische Verhütungsmittel

Barrieremethoden sind Verhütungsmittel, die abhängig vom Geschlechtsverkehr eingesetzt werden. Sie verhindern, dass Sperma in die Gebärmutter gelangt. Dabei eignet sich nur das Kondom für die Anwendung durch den Mann. Dieses und das Kondom für die Frau schützen auch vor Geschlechtskrankheiten.

Außer bei Kondomen müssen Barrieremethoden mit einem Spermizid (chemische Verhütungsmittel) angewendet werden, um die Sicherheit der Methoden zu optimieren. Die Handhabung der Methoden erfordert zumeist etwas Übung sowie Disziplin und kann jüngere Personen evtl. überfordern. Die individuelle Anpassung ist bei den meisten Produkten wichtig, um zuverlässigen Empfängnisschutz zu gewährleisten.

Viele Produkte, z. B. chemische Verhütungsmittel oder Diaphragmen, können über die Apotheke bezogen werden.

### 2.2.1 Kundenfragen

#### Fragen zu Barriemethoden und chemischen Verhütungsmitteln

**Welches Gleitmittel kann ich mit einem Kondom anwenden?**

- Die meisten Kondome sind aus Latex. Daher sollte das Gleitmittel auf Wasser- oder Silikonbasis hergestellt sein. Gleitmittel auf Öl-Basis machen das Latexkondom brüchig, sodass es eher reißen kann.

2

**Ich glaube, mein Freund hat eine Latex-Allergie. Gibt es auch latexfreie Kondome?**

- Ja, es gibt Kondome aus Polyethylen (PE) und Polyurethan (PUR). Es gibt „echte" Allergien gegen Latex, aber bei Kondomen sind neun von zehn allergischen Reaktionen auf die Beschichtung mit Nonoxinol-9, einem Spermizid, zurückzuführen [9]. Es kann auch zu Reaktionen auf Beschichtungen mit Benzocain in sog. aktverlängernden Kondomen, mit Gleitgelen sowie Pudern oder durch eine leichte Kontaktallergie auf Latex kommen. Im letzteren Fall kann ein Umstieg auf hypoallergene Kondome Abhilfe schaffen.

**Was sind chemische Verhütungsmittel?**

- Chemische Verhütungsmittel sollen die Spermien inaktivieren. Sie tun dies entweder durch Bildung einer Barriere vor dem Muttermund, chemische Inaktivierung oder Hemmung der Beweglichkeit der Spermien; manchmal auch durch eine Kombination. In der Apotheke sind z. B. Gele auf Milchsäurebasis erhältlich. Kondome können mit einem Spermizid (Nonoxinol-9) beschichtet sein.

**Wie soll ich das chemische Verhütungsmittel anwenden?**

- Damit es zuverlässig wirken kann, muss das Mittel mindestens zehn Minuten vor dem GV möglichst nah am Muttermund appliziert werden. Die Wirkung einer Applikation hält nur für einen Samenerguss ausreichend lang an.

**Was ist, wenn ich nur mit einem chemischen Verhütungsmittel verhüte?**

- Das ist eine eher unsichere Methode. Bei alleiniger Anwendung liegt der Pearl-Index zwischen 3 und 21 [8], also sehr schwankend. Am besten verwenden Sie diese Mittel in Kombination mit einer Barrieremethode, z. B. Kondom, Diaphragma, Portiokappe.

**Welche Nebenwirkungen haben chemische Verhütungsmittel?**

- Die Beschichtung mit Nonoxinol-9 auf Kondomen kann zu Reizungen der Schleimhäute führen und damit zu einem Wärmegefühl und/oder einem unangenehmen Brennen. Es kann auch zu Allergien kommen. Die Produkte auf Milchsäurebasis sind besser verträglich.

**Schützen chemische Verhütungsmittel gegen Krankheiten?**

- Die Verwendung von Verhütungsgelen schützt nicht vor sexuell übertragbaren Krankheiten. Eine Studie der UN hat sogar gezeigt, dass sich Frauen deutlich häufiger mit HIV infizieren, wenn sie chemische Verhütungsmittel mit Nonoxinol-9 verwenden [10].

**Was ist ein LEA® Contraceptivum?**

- Das seit 2014 nicht mehr erhältliche LEA® Contraceptivum war eine kleine, feste Silikonkappe, die als Barriere vor den Muttermund gesetzt wurde [11]. Im Internet sieht es so aus, als wäre es noch überall zu bekommen.

**Was ist ein Diaphragma?**

- Ein Diaphragma bzw. Scheidenpessar ist eine mechanische Verhütungsmethode aus Silikon. Die ovale oder runde Membran wird vor dem GV in die Scheide eingeführt und stellt eine Barriere für die Spermien dar, da es bei korrektem Sitz den Muttermund abdeckt. Es wird in Kombination mit Spermiziden angewendet.

**Wie sicher ist ein Diaphragma?**

- Der Pearl-Index ist schwankend und liegt bei 1 bis 20 [3]. Ein Diaphragma sollte immer individuell angepasst werden, damit es den Muttermund komplett und fest bedeckt. Es muss immer in Kombination mit einem chemischen Verhütungsgel nach Gebrauchsanweisung angewendet werden. Das Gel wirkt nur ausreichend für einen Samenerguss. Wichtig für beste Sicherheit ist das korrekte Einsetzen des Diaphragmas. Der Sitz muss nach jedem Einsetzen mit den Fingern überprüft werden. Die Membran muss den Muttermund komplett bedecken und fest sitzen. Bis das Einsetzen richtig gut klappt, ist die zusätzliche Anwendung eines Kondoms ratsam.

**Wie lange hält ein Diaphragma?**

- Es hält bei guter Pflege ca. 2 Jahre. Nach dem Benutzen wird es mit lauwarmem Wasser abgespült und gründlich abgetrocknet. Erscheint das Material spröde oder hat es Risse, muss das Diaphragma ausgetauscht werden. Auch nach größeren Gewichtsschwankungen oder nach einer Entbindung sollten die Größe und der Sitz des Diaphragmas überprüft und evtl. angepasst werden.

**Gibt es eine Alternative zum Diaphragma?**

- Eine Portiokappe oder das FemCap® funktionieren ähnlich wie ein Diaphragma. Die Kappe wird wie das Diaphragma immer zusammen mit einem Verhütungsgel angewendet. Es ist wichtig, dass die Kappe rechtzeitig vor dem GV und lange genug danach fest vor dem Muttermund sitzt. Dafür muss die Kappe individuell angepasst und das Einlegen geübt werden.

**Wo kann ich ein Diaphragma anpassen lassen?**

- Ein Diaphragma oder die Portiokappe können in einer Arztpraxis oder in solchen Beratungsstellen angepasst werden, die auch frauenärztlich betreut werden, wie z. B. manche profamilia Beratungsstellen.



## 2.2.2 Hintergrundinformationen

Für die Sicherheit von Kondomen ist die richtige Anwendung sowie eine geprüfte Qualität des Kondoms sehr wichtig. Akzeptierte Gütesiegel sind das der DLF oder die CE Kennzeichnung mit Prüfnummer inkl. Haltbarkeitsdatum und Herstellernamen. Weiterhin sollte das Haltbarkeitsdatum (Achtung: Automatenware!) und die richtige Lagerung beachtet werden. Kondome sollten kühl und möglichst glatt (nicht in der Hosentasche zerknittert) gelagert werden. Das Reservoir an der Spitze nimmt das Sperma auf. Daher ist es wichtig, vor dem Abrollen auf den Penis die Luft aus dem Reservoir zu drücken. Die Auswahl der richtigen Größe erhöht die Sicherheit durch bessere Passgenauigkeit der Kondome. Mit dem „Kondometer" der BZgA kann die richtige Größe leicht ermittelt werden (○ Abb. 2.2). Es gibt auch kommerzielle Anbieter, die Kondome in bis zu sieben verschiedenen Größen vertreiben und auf ihrer Webseite Tools zu Ermittlung der richtigen Größe anbieten.

Bei Latexkondomen sollte immer ein wasserlösliches Gleitmittel verwendet werden. Latex kann Allergien auslösen. Oft sind Allergien aber auf eine Beschichtung (z. B. mit Nonoxinol-9) zurückzuführen. Ein Markenwechsel kann evtl. Abhilfe schaffen. Auch Vulkanisierungsbeschleuniger wie z. B. 1,3-Diphenylguanidin können Allergien auslö-

LIEBES LEBEN
Es ist deins. Schütze es.
Kondometer
Welches Kondom passt dir? Auf die Breite kommt es an!
www.liebesleben.de
Auf der Rückseite befindet sich ein Pfeil. Lege das Kondometer dort zuerst an und wickele es dann um den steifen Penis. Schau nun durch das ausgestanzte Loch. Welche Farbe siehst du?* Sie zeigt dir die passende Kondomgröße.
BZgA
Welche Farbe siehst du?
Wichtig!
Bei Kondomen spielt neben der Breite auch die Passform eine wichtige Rolle! Deshalb solltest du unterschiedliche Kondome ausprobieren, um das für dich ideale Kondom zu finden.
Zur Orientierung:
Die Größenangaben in »mm« findest du meist außen auf der Kondomverpackung.
Probiere doch mal kleinere Kondome, zum Beispiel 47 mm oder 49 mm, aus!
Probiere doch mal mittlere Kondome, zum Beispiel 52 mm oder 53 mm, aus!
Probiere doch mal größere Kondome, zum Beispiel 55 mm oder 57 mm, aus!
Zum Messen des Penisumfanges hier das Kondometer anlegen!

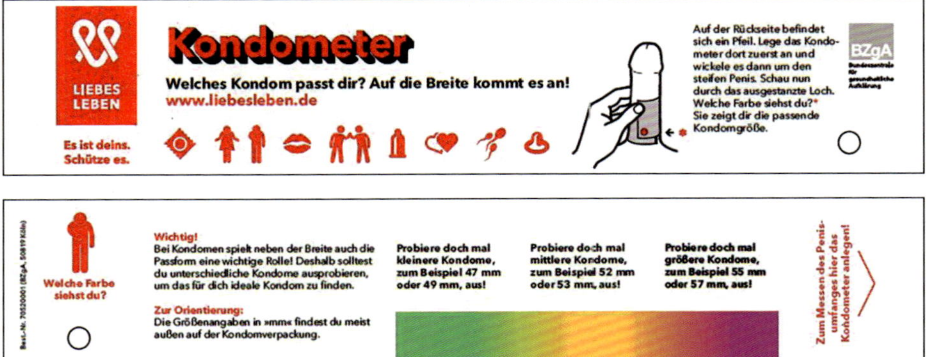

**Abb. 2.2** Das Kondometer hilft bei der Ermittlung der passenden Kondomgröße.

sen. Spezielle, davon freie Kondome (z. B. vom Hersteller RFSU) können eine Alternative sein.

Latexfreie Kondome bestehen aus Polyethylen (PE) oder Polyurethan (PUR). Sie sind nicht so flexibel, haben einen weniger angenehmen Tragekomfort und sind im Vergleich zum Latexkondom teurer. Latexfreie Kondome vertragen auch Gleitmittel auf Fettbasis.

Hypoallergene Kondome sind latexhaltige Kondome, bei denen ein Großteil der allergieauslösenden Proteine entfernt wurde. Sie sind preisgünstiger als latexfreie Kondome und zeichnen sich durch einen vergleichsweise besseren Tragekomfort aus [12].

Chemische Verhütungsmittel sind unerlässlich, um die Verhütungssicherheit von Diaphragma und Portiokappe zu erhöhen. Gängige Verhütungsgele sind solche auf Milchsäure- oder Zitronensäurebasis (Tab. 2.2). Da sie den vaginalen pH-Wert senken, kann sich die Anwendung bei Frauen mit häufigen Pilzinfektionen günstig auswirken.

Durch Senkung des vaginalen pH-Werts wird die Beweglichkeit der Spermien gehemmt. Gleichzeitig baut das viskose Gel eine Barriere auf. Da das Gel durch die Körperwärme verflüssigt wird, verliert es mit der Zeit an Wirkung. Daher sollte die Barrieremethode mit dem Gel frühestens zwei Stunden vor dem GV eingesetzt werden.

Diaphragmen können über den Großhandel in verschiedenen Größen bestellt werden. Die individuelle Größenanpassung ist für die Sicherheit auschlaggebend, ebenso wie die korrekte Anwendung und die gleichzeitige Verwendung eines Verhütungsgels bzw. Spermizids. Nach dem GV muss das Diaphragma noch mindestens sechs bis acht Stunden (maximal 24 Stunden) in der Scheide verbleiben. Bei starker Gebärmuttersenkung oder

**Tab. 2.2** Beispiele für Verhütungsgele

| Wirkstoff | Handelspräparat (Beispiel) | Hinweis |
|---|---|---|
| Milchsäure | Caya® Diaphragm Gel | Mit Applikator |
| Milchsäure | Contragel® grün | Identisch mit Caya® Diaphragm Gel |
| Nonoxinol-9 | Patentex oval® Ovula | Außer Vertrieb |
| | Gynol II® Gel | – |
| Benzalkoniumchlorid | Pharmatex® Gel | Außer Vertrieb |

bei häufigen Harnwegsinfekten ist ein Diaphragma nicht geeignet. Der korrekte Sitz muss regelmäßig überprüft werden, v. a. nach Veränderungen wie z. B. Gewichtsschwankungen von mehr als fünf Kilo oder nach einer Fehlgeburt.

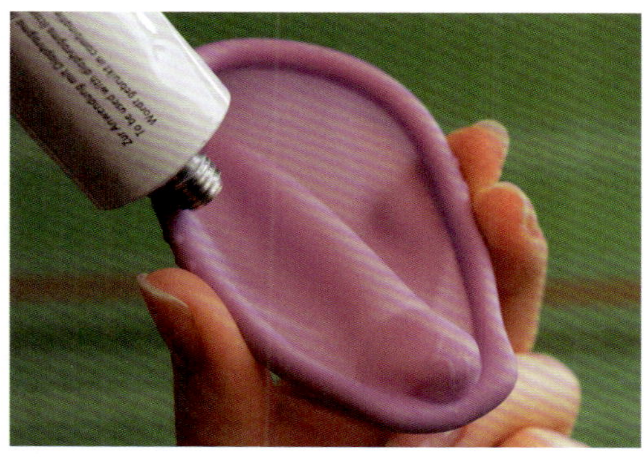

**Abb. 2.3** Diaphragma

Eine Portiokappe bzw. die FemCap® ist eine Alternative für das Diaphragma, v. a. wenn das Diaphragma aufgrund besonderer Anatomie keinen richtigen Halt findet. Eine Portiokappe hat eine fingerhutähnliche Form und besteht aus festerem Plastik, Latex oder Hartgummi. Sie bildet nach Einsetzen einen im Vergleich zum Diaphragma festeren Verschluss über dem Muttermund. Die Kappe saugt sich fest und dichtet so den Muttermund ab. In Deutschland ist nur noch die FemCap®, eine Weiterentwicklung der Portiokappe, erhältlich. Sie kann leichter durch die Frau selbst bei Bedarf vor dem GV eingeführt werden. Die obsolete Portiokappe wurde durch den Arzt für einen Zyklus eingesetzt und blieb bis zur Menstruation vor dem Muttermund. Wie beim Diaphragma muss bei der FemCap® die richtige Größe ermittelt und regelmäßig überprüft werden. Die korrekte Anwendung muss geübt werden. Die Anwendung eines Verhütungsgels ist zwingend notwendig. Die Kappe sollte zehn Minuten bis zwei Stunden vor dem sexuellen Kontakt aufgesetzt werden. Nach dem GV verbleibt die Kappe für mindestens sechs Stunden, maximal 48 Stunden in der Scheide. Sobald das Material der Kappe spröde oder gar rissig ist, muss die Kappe ausgetauscht werden. Empfohlen wird ein jährlicher Austausch.



## 2.3 Natürliche Methoden

Natürliche Verhütungsmethoden eignen sich zur Bestimmung der fruchtbaren Tage des Zyklus. So kann die Frau Geschlechtsverkehr an kritischen Tagen vermeiden oder mit einer Barrieremethode verhüten, um eine Schwangerschaft zu verhindern. Bei Kinderwunsch eignen sich die Methoden zur gezielten Bestimmung der fruchtbaren Tage, um die Wahrscheinlichkeit für eine Empfängnis zu erhöhen. Die natürlichen Methoden erfordern etwas Übung und Disziplin, da regelmäßig und zuverlässig bestimmte körperliche Anzeichen, z. B. basale Körpertemperatur oder Beschaffenheit des Zervixschleims, dokumentiert werden müssen, aus denen sich Rückschlüsse bezüglich des möglichen Zeitpunkts des Eisprungs ziehen lassen.

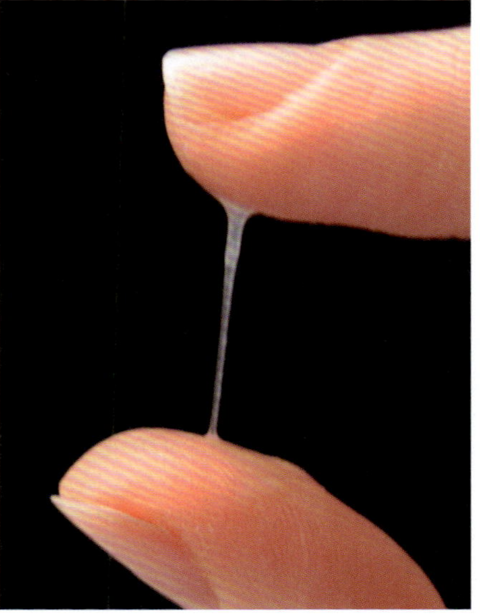

**Abb. 2.4** Zervixschleim zur Bestimmung der fruchtbaren Tage

## 2.3.1 Kundenfragen

### Fragen zu natürlichen Verhütungsmethoden

**Wie funktionieren natürliche Verhütungsmethoden?**

- Es gibt verschiedene Methoden, mit deren Hilfe die fruchtbaren Tage im Zyklus ermittelt werden können. Die symptothermale Methode ist die kombinierte Anwendung von Aufwachtemperatur und Beurteilung der Beschaffenheit des Zervixschleims. Zusätzlich kann noch der Zustand des Gebärmutterhalses ertastet werden. Dadurch können die fruchtbaren Tage auf ca. zwölf bis 14 Tage pro Zyklus eingegrenzt werden.

**Wie sicher sind natürliche Verhütungsmethoden?**

- Bei Enthaltsamkeit an den fruchtbaren Tagen liegt der Pearl-Index je nach Methode zwischen 0,5 bis 9. Dabei ist die symptothermale Methode die sicherste (Pearl-Index 0,5 bis 1,6). Wichtig ist, dass bei GV an den fruchtbaren Tagen mit einer Barrieremethode verhütet wird. Dann gilt jeweils der Pearl-Index der gewählten Methode.

**Welche natürliche Methode soll ich nutzen?**

- Sie sollten eine Methode wählen, bei der Sie die fruchtbaren Tage durch Körpersymptome wahrnehmen können, z. B. Temperaturmethode, Schleimmethode nach Billings oder die Messung von Hormonen. Die symptothermale Methode vereint dabei verschiedene Methoden und ist daher am sichersten. Eine Methode, die nur rechnet oder zählt, auch mit Hilfe einer App, ist nicht zuverlässig.

**Mein Zyklus ist nicht regelmäßig. Kann ich mich auf eine natürliche Methode verlassen?**

- Viele Methoden, die die fruchtbaren Tage nur berechnen, z. B. mit Hilfe eines Verhütungscomputers oder der veralteten Methode nach Knaus-Ogino, sind bei unregelmäßigem Zyklus nicht sicher anwendbar. Bei der symptothermalen Methode wird anhand der Körpersymptome zuverlässig bestimmt, wann der Eisprung vorüber ist. Daher ist die Methode bei einem unregelmäßigen Zyklus anwendbar. Allerdings wird sich die Zahl der Tage, an denen auf zusätzliche Verhütung verzichtet werden kann, evtl. pro Zyklus stark reduzieren. Dies empfinden Sie vielleicht als nachteilig.

**Kann ich zur Temperaturmessung das normale Fieberthermometer benutzen?**

- Prinzipiell können analoge und digitale Thermometer verwendet werden, die sich zur rektalen, vaginale oder oralen Messung eignen. Im Allgemeinen werden Flüssigkeitsthermometer für NFP empfohlen. Spezielle analoge sog. Basalthermometer haben einen Messbereich zwischen 35,5 bis 38,5 °C. Dies erleichtert das Ablesen und Runden der Werte. Digitale Thermometer sollen die Werte mit zwei Stellen nach dem Komma anzeigen. Die gemessenen Werte werden gerundet auf ein halbes Zehntel °C dokumentiert, also z. B. 36,60 °C, 36,65 °C oder 36,70 °C. Es gibt digitale Thermometer extra für die NFP, die mit der entsprechenden Sorgfalt und aus Materialien mit guter Wärmeleitfähigkeit hergestellt werden. ○ Abb. 2.5 zeigt eine Basaltemperaturkurve.

**Wie fange ich am besten mit so einer Methode an?**

- Für eine sichere Anwendung der Methode ist Übung nötig. Am besten informieren Sie sich vorab über die korrekte Durchführung. Es gibt zahlreiche Bücher und Informationen im Netz, z. B. unter www.sensiplan-im-netz.de, www.mynfp.de oder www.nfp-online.com der Malteser Arbeitsgruppe. Diese Gruppe informiert zu NFP unter dem geschützten Namen Sensiplan® und hat ein Buch zum Thema veröffentlicht.

**Kann ich direkt nach Absetzen der Pille mit NFP anfangen?**

- Im Prinzip schon. Jedoch sind im ersten Zyklus nach dem Absetzen ganz besondere Regeln zu beachten. Nach dem ersten Zyklus lernen Sie dann, wie alle NFP-Anfängerinnen, Ihren Zyklus besser kennen. Auf die Erfahrungen aus der Zeit vor der Pilleneinnahme können Sie nicht zurückgreifen.

**Ich habe gehört, dass es solche Teststäbchen gibt, mit denen man Hormone misst und das dann zur Verhütung nutzen kann?**

- Es gibt solche Produkte, z. B. Persona®. Dabei werden die fruchtbaren Tage durch Messung der Hormone LH und Estriol im Urin mit Hilfe eines kleinen Computers ermittelt. Wenn Sie an den fruchtbaren Tagen auf GV verzichten, liegt der Pearl-Index für diese Methode bei 4–6.

**Wie zuverlässig funktionieren diese Teststäbchen?**

- Persona® funktioniert zuverlässig, wenn Sie die Stäbchen korrekt anwenden. Natürlich sollten Sie auf die korrekte Lagerung und das Verfallsdatum achten. Die Funktion der Streifen kann beeinträchtigt sein, wenn eine bestimmte Art Antibiotika angewendet wird, sog. Tetracycline.

2

## 2.3.2 Hintergrundinformationen

Zu den natürlichen Verhütungsmethoden gehören die Schleimmethode nach Billings, die Temperaturmethode oder auch die Kombination der beiden als symptothermale Methode (auch NFP genannt). Die benötigten Parameter werden täglich gemessen, die Ergebnisse in eine erweiterte Basaltemperaturkurve eingetragen und manuell ausgewertet. Es gibt ausreichend Literatur zur Anleitung. Aber auch sog. NFP-Beraterinnen der Arbeitsgruppe NFP stehen zur Verfügung. MyNFP® bietet unter www.mynfp.de eine Lösung als App für das Smartphone an.

Natürliche Verhütungsmethoden können auch computergestützt angewendet werden, z. B. mit Cyclotest® oder Persona®. Mit zugehörigen Teststreifen für die Messung von LH im Urin wird der Termin des Eisprungs ermittelt.

Für den Erfolg der Methode ist es wichtig, die Temperatur korrekt zu messen sowie die Körpersymptome richtig zu erkennen. Wichtige Fehlerquellen sind Fieber, Infektionen, Schlafmangel, Alkohol, Stress oder Schichtarbeit.

Die Persona® Methode mit dem Verhütungsmonitor sollte erst nach zwei natürlichen Zyklen angewendet werden (z. B. nach Absetzen der Pille). Die Zykluslänge sollte bei 23 bis 35 Tagen und die Schwankungen unter zehn Tagen liegen. Die Methode ist nicht geeignet in der Perimenopause und Stillzeit. Weitere Kontraindikationen sind PCO-Syndrom, Leber- und Nierenfunktionsstörung sowie eine Hormontherapie. Die Einnahme von Tetracyclinen stört die Funktion der Photometrik der Teststäbchen. Zur Durchführung der Methode fordert der Verhütungsmonitor zum geeigneten Zeitpunkt

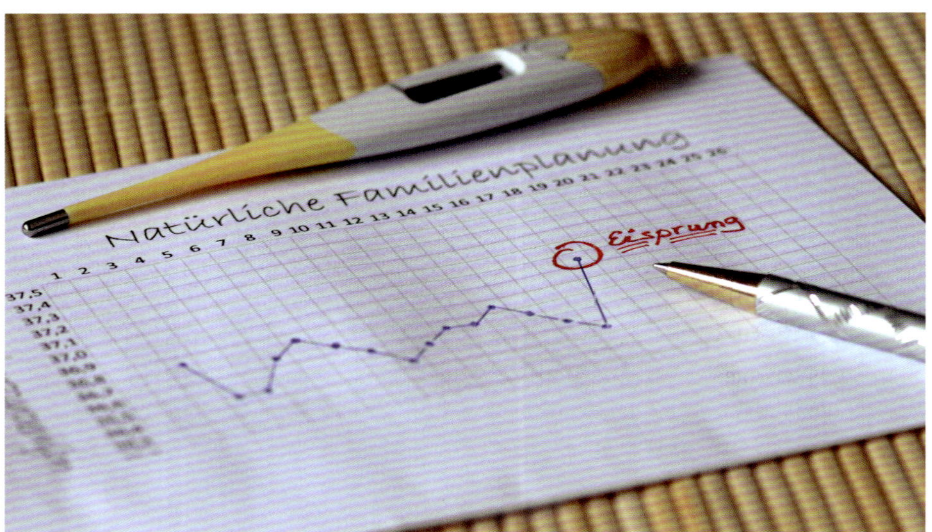


**○ Abb. 2.5** Basaltemperaturkurve zur Bestimmung des Temperaturanstiegs durch den Eisprung

im Zyklus zu einem Test auf. Nach erfolgter Probennahme (Teststäbchen in den Urinstrahl halten oder in eine Urinprobe) wird das Teststäbchen in den Mini-Computer eingeführt. Das integrierte optische Lesegerät analysiert die Intensität einer Färbung der Testzone und prüft gleichzeitig, ob der Test richtig durchgeführt wurde. Das Gerät gibt tägliche Verhütungsempfehlungen auf dieser Grundlage ab. Es gibt rote und grüne Tage sowie Testtage, an denen weitere Informationen benötigt werden, um eine Empfehlung zu erhalten [13].

Die sog. LAM-Methode (▸ Kap. 4.5) nutzt während der Stillzeit die natürliche Unterdrückung der Ovulation durch Prolaktin. Dabei ist aber wichtig, dass die Mutter ihr Kind in den ersten sechs Monaten ausschließlich stillt und die Regelblutung ausbleibt. Sobald die Blutung wiedereinsetzt, wird davon ausgegangen, dass wieder volle Fruchtbarkeit vorliegt, auch wenn weiterhin voll gestillt wird [14]. Am besten lässt sich die Frau durch eine Hebamme oder Stillberaterin begleiten, da die Methode nur unter bestimmten Bedingungen funktioniert.

## 2.4 Intrauterine und invasive Methoden

Zu den Intrauterinpessaren (IUP) zählen die bekannte Kupferspirale sowie die neueren Methoden Kupferkette oder Kupferball. Auch die gestagenhaltige Spirale (IUS) zählt dazu (▸ Kap. 2.8). In Deutschland verhüten nur ca. zwölf Prozent der Frauen mit einer Spirale. Die Bedenken gegenüber der Methode sind gerade bei Frauen, die noch keine Kinder bekommen haben, groß. Hier wird v. a. ein erhöhtes Risiko für Infektionen befürchtet. Dass dem nicht so ist, haben internationale Studien gezeigt. Auch bei einer noch offenen Familienplanung stellt die Anwendung einer Spirale in der Regel kein Problem dar.

Bei abgeschlossener Familienplanung kann als invasive Methode auch eine Unterbrechung der Eileiter der Frau oder der Samenleiter des Mannes eine Verhütungsoption sein.

## 2.4.1 Kundenfragen

### Fragen zur Spirale

**Wie wirkt eine Kupferspirale?**

- Durch die Abgabe kleinster Mengen an Kupfer wird der Aufbau der Gebärmutterschleimhaut gestört, die Beweglichkeit der Spermien geschwächt und die Befruchtung der Eizelle verhindert.

**Was ist der Unterschied zwischen einer Kupferspirale, einer Kupferkette und einem Kupferball?**

- Der Unterschied liegt in der Art der Befestigung in der Gebärmutter bzw. wie sich das Kupferprodukt dort hält. Alle Methoden verhüten durch kleinste Mengen Kupfer. Je nach der persönlichen Anatomie, u.a. Größe der Gebärmutter, wird der Frauenarzt eine geeignete Methode empfehlen.

**Ist eine Kupferkette sicherer als die Kupferspirale?**

- Prinzipiell unterscheiden sich die Methoden nicht. Die Sicherheit ergibt sich aus dem Risiko für das Verrutschen bzw. unbemerkte Ausstoßen.

**Für wen ist eine Spirale nicht geeignet?**

- Wer unter starken Menstruationsbeschwerden leidet, sollte die Kupfermethode meiden. Der Arzt wird vor einer Verordnung neben der persönlichen Familienplanung klären, ob bestimmte anatomische Veränderungen oder Erkrankungen, z. B. Infektionen der Gebärmutter vorliegen. Verschiedene Gefäßerkrankungen, z. B. Thrombose oder Herz-Kreislauf-Erkrankungen können eine Kontraindikation darstellen. Auch eine Migräne kann ein Ausschlusskriterium sein. Eine Spirale kann aber von jüngeren Frauen, die noch keine Kinder geboren haben, getragen werden. Das ist kein Ausschlusskriterium.

**Bekomme ich eine Spirale in der Apotheke?**

- Ja, nach Vorlage einer ärztlichen Verordnung können Sie eine Spirale in der Apotheke kaufen.

**Kann ich trotz Spirale schwanger werden?**

- Das ist möglich, aber sehr unwahrscheinlich. Liegt eine Spirale zu lange, also z. B. eine Kupferspirale länger als fünf Jahre oder ist diese verrutscht bzw. unbemerkt ausgestoßen worden, kann es zu einer Schwangerschaft kommen. Es ist wichtig, regelmäßig selbst den Rückholfaden zu ertasten, um zu prüfen, dass die Spirale noch da ist. Halbjährliche Kontrollen beim Arzt sind zusätzlich wichtig.

**Was passiert, wenn ich trotz einer Spirale schwanger geworden bin?**

- Sie sollten so schnell wie möglich einen Arzt aufsuchen, um prüfen zu lassen, ob die Spirale entfernt werden kann. Leider kann das Entfernen eine Fehlgeburt auslösen. Eine Schwangerschaft mit liegender Spirale kann jedoch zu weiteren Komplikationen, z. B. Infektionen führen. Das Risiko für eine gefährliche Eileiterschwangerschaft ist erhöht. Das Risiko für kindliche Fehlbildungen ist aber nicht erhöht.

**Was passiert beim Röntgen, MRT oder CT mit der Spirale? Und bei der Kontrolle am Flughafen?**

- In der Regel werden nur Gegenstände aus Eisen durch solche Untersuchungen beeinträchtigt. Informieren Sie jedoch den Arzt, welches Intrauterinpessar Sie tragen. Evtl. ist nach erfolgter MRT- oder CT-Untersuchung eine Kontrolle beim Frauenarzt auf korrekten Sitz notwendig. Einen Alarm bei der Sicherheitskontrolle am Flughafen müssen Sie nicht befürchten.

## 2.4.2 Hintergrundinformationen

### Kupferspirale

Sie besteht aus einem mit Kupfer umwickelten Kunststoffstäbchen, welches entweder T- oder ankerförmig ist. Es gibt sie in unterschiedlichen Größen zwischen 2,5 bis 3 cm. Die Spirale gibt Kupferionen ab, welche die Gebärmutterschleimhaut und den Schleim am Muttermund verändert. Zusätzlich werden die Spermien weniger beweglich und in ihrer Befruchtungsfähigkeit eingeschränkt. Kommt es zu einer Befruchtung, kann sich die Eizelle nicht in die Gebärmutterschleimhaut einnisten.

Die Spirale wird während der Menstruation, wenn der Muttermund am weitesten ist durch den Gynäkologen eingelegt. Dies kann für die Patientin unterschiedlich schmerzhaft sein. Zur Vorbehandlung können Schmerzmittel sowie Prostaglandine (z. B. Misoprostol) oder Progesteron-Rezeptor-Antagonisten zur Öffnung des Muttermunds eingesetzt werden (▸ Kap. 2.8). Eventuell kommt auch eine lokale Betäubung in Frage. Sofort nach dem Einsetzen und dann in Abständen von sechs Monaten wird die richtige Lage per Ultraschall kontrolliert. Die Spirale wird durch Spreizung des Kunststoffröhrchens in der Gebärmutter gehalten. Jeden Monat nach der Blutung kann die Patientin den Rückholfaden ertasten, um zu kontrollieren, ob die Spirale noch richtig sitzt. Gerade in den ersten Monaten nach dem Einsetzen kann die Spirale ausgestoßen werden.

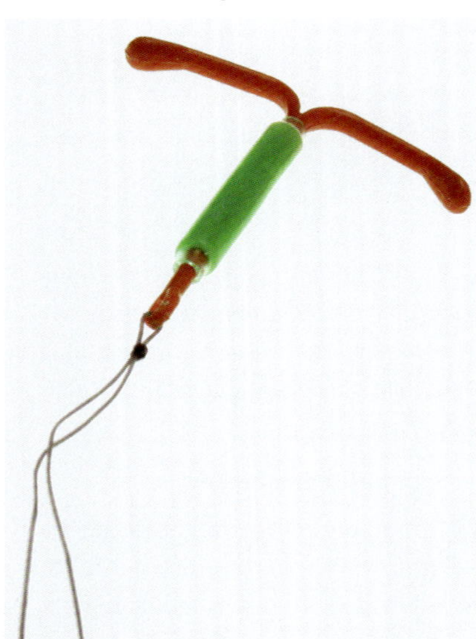

**Abb. 2.6** Kupferspiralen verhindern das Einnisten einer befruchteten Eizelle.

Je nach Modell kann eine Spirale drei bis zehn Jahre in der Gebärmutter verbleiben.

Bei manchen Modellen enthält der Kupferdraht einen Silberkern oder er besteht aus einer Kuper-Gold-Legierung. Vorteile dieser Modelle auch bezüglich der Reduzierung der Infektionsraten durch Ionenaustausch sind wissenschaftlich nicht ausreichend belegt [11].

### Kupferkette

Die GyneFix® Kupferkette besteht aus auf einen flexiblen Nylonfaden aufgezogenen Kupferröhrchen. Es gibt sie in zwei Längen (20 mm oder 30 mm bei 2 mm Breite). Nach Vorlage eines Rezepts kann die Kette über den Großhandel bestellt werden. Die Kupferkette ist besonders klein und flexibel. Daher kann sie sich gut an die Gebärmutter anpassen. Sie kann dann verwendet werden, wenn eine normale Spirale zu groß ist. Gynefix® hat eine Zulassung für die postkoitale Kontrazeption (▸ Kap. 2.9).

Die Kette wird in der Gebärmutterwand verankert, um sie dort zu halten. Dies geschieht am Ende der Menstruation bei nur noch schwacher Blutung. Das Einlegen der Kupferkette erfordert Übung. Der Hersteller bietet auf seiner Internetseite eine Suchfunktion an, mit der sich Ärztinnen und Ärzte finden lassen, die darin Erfahrung haben: www.verhueten-gynefix.de/aerztefinder. Die Liste ist möglicherweise nicht vollständig. Es gibt auch andere Ärztinnen und Ärzte, die über die notwendigen Kenntnisse verfügen [11]. Die Kupferkette kann etwa fünf Jahre in der Gebärmutter verbleiben. Der Tragekomfort ist laut Hersteller besonders hoch. Außerdem soll sich, nach anfänglich verstärkter Regelblutung, die Menstruation im Laufe der Zeit wieder normalisieren.

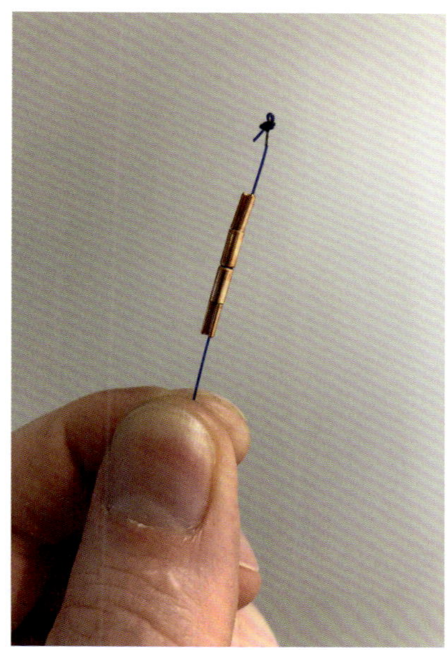

**Abb. 2.7** Die Kupferkette wird in der Gebärmutterschleimhaut verankert.

## Kupferball

Der sog. Kupferperlenball IUB™ SCu300B ist kugelförmig und besteht aus Draht, der mit einer Polymerschicht umgeben ist. Der Draht besteht aus Nitinol, eine Nickel-Titan-Legierung. Diese wird bereits seit Längerem für Implantate, z. B. Stents verwendet. Der Draht bewegt sich aufgrund des Materials immer wieder in die ursprüngliche Form zurück (sog. Formgedächtnislegierung). Auf den Draht aufgefädelt befinden sich Kupferperlen. Der dreidimensionale Ball liegt frei beweglich in der Gebärmutter. In Deutschland gibt es nur eine Größe (Durchmesser 15 mm). Das Einlegen des Balls ist vergleichsweise unkompliziert und verursacht nur wenig Schmerzen. Aber auch hier können nach dem Einsetzen Schmerzen auftreten. Der Kupferball ist kleiner als eine herkömmliche Spirale. Durch die dreidimensionale Form kann es jedoch abhängig von der Anatomie der Gebärmutter zu stärkeren Problemen kommen. Der Ball kann fünf Jahre in der Gebärmutter verbleiben.

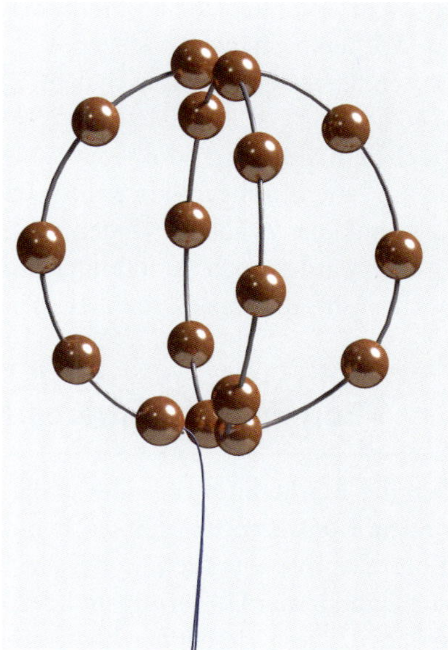

**Abb. 2.8** Kupferball

2

Tab. 2.3 Intrauterinpessare (Beispiele) [13]

| | femena®/ femena® gold | Cupraluna® Silver Cu 380 Ag | Cupraluna® Omega Cu 375 | IUB™ SCu300B |
|---|---|---|---|---|
| Produkt | Spirale | Spirale | Spirale | Ball |
| Zusammensetzung | Kupfer, Polyethylen, EVA, Bariumsulfat femena® gold: zusätzlich Gold | Kupfer, Silber, Polyethylen, Bariumsulfat, Nylon | Kupfer, Polyethylen, Bariumsulfat, Nylon | Kupfer (wirksame Oberfläche 300mm²), Nitinol, Polyethylenenterephthalat, Polyamid |
| Wirkungsdauer | 5 Jahre | 5 Jahre | 10 Jahre | 5 Jahre |

Die Auswahl der geeigneten Kupfermethode ist abhängig von der Anatomie der Gebärmutter. Alle Methoden sind sehr sicher und vergleichbar in der Anwendung. Es treten keine hormonellen Nebenwirkungen auf. Als unerwünschte Wirkungen kommt es zu:

- Verstärkung der Menstruation sowie von Regelschmerzen,
- anfangs häufigen Zwischenblutungen,
- selten Unterleibsschmerzen außerhalb der Menstruation (könnte ein Hinweis auf Infektion oder verrutschte Spirale sein),
- gelegentlich zum Ausstoßen, v. a. in den ersten Monaten nach dem Einsetzen,
- sehr selten Verletzungen der Gebärmutterwand beim Einsetzen,
- leicht erhöhtem Risiko für Infektionen der Gebärmutter und Eileiter in den ersten Wochen nach dem Einsetzen,
- Schmerzen beim und nach dem Einsetzen.

Nach dem Medizinproduktegesetz können IUP auf ärztliche Verordnung in der Apotheke an die Patientin abgegeben werden (Tab. 2.3). Das Einsetzen erfolgt zu einem passenden Zeitpunkt des Zyklus durch den Arzt.

IUP werden auch als intrauterine device (engl.) oder als hormonhaltiges System und auch als intrauterines System (IUS) bezeichnet (▸ Kap. 2.8).

## 2.5 Hormonelle Kontrazeptiva

Seit der Markteinführung der „Pille" im Jahr 1960 hat sich viel getan [15]. Neben den oralen Kontrazeptiva gibt es heute verschiedene Darreichungsformen. Hormonelle Kontrazeptiva enthalten immer ein Gestagen zur Kontrazeption. Unterschiede ergeben sich dann in der Dosierung und der Art des Gestagens sowie durch den Zusatz von Estrogenen. Diese Vielfalt macht die hormonellen Kontrazeptiva zu den meist verwendeten Methoden in Deutschland. Nach Angaben der BZgA verwenden mehr als 55 Prozent der erwachsenen und rund 70 Prozent der jugendlichen Paare hormonelle Verhütungsmittel.

## 2.5.1 Kundenfragen

### Fragen zu hormonellen Kontrazeptiva

**Wie sicher ist die Pille?**

- Der Pearl-Index der Pille liegt bei korrekter Anwendung zwischen 0,1–0,9 [3].

**Ich möchte nicht jeden Tag an die Pille denken. Gibt es eine Alternative?**

- Hormonelle Kontrazeptiva gibt es auch als Pflaster, Vaginalring, Implantat, Depotspritze oder als Hormonspirale. Für alle Varianten gibt es Empfehlungen, welche Methode für welche Patientin die richtige sein könnte.

**Wie sicher sind das Verhütungspflaster oder -ring im Vergleich zur Pille?**

- Verhütungspflaster und -ringe sind im Vergleich nicht ganz so sicher. Im Vergleich zur Pille ist nur die Hormonspirale laut Pearl-Index noch sicherer. Nach der kombinierten Pille folgen dicht hintereinander Depotspritze, Mini-Pille, Vaginalring, Pflaster und zuletzt das Implantat. Die Unterschiede im Pearl-Index sind aber nicht sehr groß, sodass man sagen kann, dass die Varianten ähnlich sicher sind. Korrekte Anwendung wird natürlich vorausgesetzt.

**Warum brauche ich ein Rezept?**

- Hormonelle Verhütungsmittel sind potente Arzneimittel, die in den Hormonhaushalt eingreifen. Es kann auch bei korrekter Anwendung zu unerwünschten Wirkungen kommen. Daher ist es besser, dass der Arzt die passende Methode auswählt und die Patientin während der Anwendung begleitet.

**Wie funktioniert die Verhütung mit Hormonen?**

- Alle Produkte enthalten Gestagene, die meisten auch Estrogene. Estrogene unterdrücken die Eireifung und beide Hormone den Eisprung. Dies geschieht durch Eingriff in die Steuerung der Hormone im Körper. Gestagene machen den Schleim am Muttermund undurchlässiger für die Spermien. Die Eizelle kann also von den Spermien nicht befruchtet werden. Sollte es doch zum Eisprung kommen, wird die Eizelle im Eileiter nicht mehr vorwärts zur Gebärmutter bewegt. Auch die Gebärmutterschleimhaut baut sich nicht ausreichend auf. Ein befruchtetes Ei kann sich also nicht einnisten.

**Ab welchem Alter darf der Arzt die Pille verordnen?**

- Es gibt kein Mindestalter. Der Arzt richtet sich nach der körperlichen und geistigen Reife der Patientin. Er wird v. a. Mädchen, die jünger als 16 Jahre sind, eingehend beraten und dann seine Entscheidung dokumentieren. Wer unter 14 Jahre alt ist, braucht das Einverständnis der Eltern.

**Wie lange darf man die Pille eigentlich einnehmen?**

- Generell kann sie bis ca. 50 Jahre noch eingenommen werden. Der Arzt wird bei diesen Patientinnen sicher sehr gründlich den Nutzen gegen das Risiko abwägen (▸Kap. 4.5).

2

**Was passiert, wenn ich trotz hormoneller Verhütung schwanger werde?**

- Die Schwangerschaftsanzeichen sind die gleichen wie bei einer normalen Empfängnis, z. B. Müdigkeit, Ziehen und Spannen in den Brüsten oder Ausbleiben der Blutung. Die Abbruchblutung kann dennoch auftreten, jedoch meist in abgeschwächter Form. Bei einem Verdacht machen Sie einen Schwangerschaftstest. Sollte dieser positiv ausfallen, beenden Sie die Pillen-Einnahme und suchen Ihren Frauenarzt auf. Da bisher kein Zusammenhang zwischen Fehlbildungen und der Einnahme der Pille festgestellt wurde, brauchen Sie sich um die Gesundheit des Ungeborenen keine Sorgen machen (▸Kap. 4.5).

**Was bewirken die Hormone der Pille im Abwasser?**

- Ein Teil der eingenommenen Estrogene gelangt als aktive Substanzen über den Urin ins Abwasser. Diese tragen neben weiteren pflanzlichen hormonartigen Substanzen und Giften, die wie Hormone wirken, zur Hormon-Konzentration im Abwasser bei. Die Effekte auf Menschen sind nicht bis ins Letzte geklärt. Es wurden aber Veränderungen der Geschlechterzusammensetzung und Fruchtbarkeitsstörungen in wildlebenden Tierbeständen sowie die Vermännlichung weiblicher und die Verweiblichung männlicher Tiere festgestellt [16].

## 2.5.2 Hintergrundinformationen

Der Menstruationszyklus wird durch einen hormonellen Regelkreis gesteuert. Dabei bestimmen die sich zyklisch verändernden Mengen an Progesteron und Estrogenen die Veränderungen der Uterusschleimhaut sowie die synchron verlaufende Heranreifung einer Eizelle im Ovar zusätzlich zu anderen zyklusabhängigen Veränderungen.

Die hormonelle Regulation wird aus dem Hypothalamus durch die pulsatile Ausschüttung (ca. alle 90 Minuten bei Frauen [17]) von GnRH gesteuert. GnRH bewirkt im Hypophysenvorderlappen die pulsatile Freigabe von LH und FSH. Diese Hormone führen zu Reifung der Eizelle im Ovar und zur Produktion von Estrogenen und Progesteron. Letztere steuern über positive bzw. negative Rückkopplung die Ausschüttung der Hormone aus Hypophyse und Hypothalamus.

Unter dem Einfluss von Estrogen wird das Endometrium nach der Menstruation wiederaufgebaut, die Zervix geöffnet und der Zervixschleim verflüssigt. Ein Abfall des Estrogenspiegels sowie ein LH- und FSH-Peak bewirken zwischen Tag zwölf und 14 des Zyklus den Eisprung. Die Eizelle wird vom Eileiter aufgenommen. Aus der ehemaligen Hülle der Eizelle entsteht der Gelbkörper, das sog. Corpus luteum. Unter dem Einfluss von LH produziert der Gelbkörper Progesteron. Das Hormon führt zu einer Verdickung der Uterusschleimhaut, die Zervix verengt sich und der Schleim verdickt sich wieder. Progesteron erhöht auch die Basaltemperatur. Eine befruchtete Eizelle würde sich nun in die vorbereitete Uterusschleimhaut einnisten. Erfolgte keine Befruchtung, so bildet sich der Gelbkörper zurück. Es kommt dadurch zu einem Mangel an Progesteron. Die Uterusschleimhaut bildet sich zurück und wird während der Menstruation durch Kontraktion der Gebärmutterwand ausgestoßen.

Die Länge des Zyklus wird maßgeblich durch den Zeitpunkt des Eisprungs bestimmt. Dieser kann deutlich vor oder nach dem 12. bis 14. Zyklustag stattfinden. Die Abläufe nach dem Eisprung verlaufen dagegen zeitlich meist sehr stabil.

Das Eingreifen in den Regelkreis durch das Zuführen von Estrogenen und Gestagenen durch Verwendung hormoneller Kontrazeptiva bewirkt folgendes:

1. Verhinderung der Ovulation: durch Verhinderung des LH-Peaks (Gestagene in ausreichender Dosierung) und Unterdrückung der FSH-Sekretion (Estrogene),
2. Verhinderung der Eizellreifung: durch Unterdrückung der FSH-Sekretion (höhere Estrogenkonzentrationen),
3. Verdickung des Zervixschleims, somit Hemmung der Spermienmigration (Gestagene),
4. verminderte Tubenmotilität und damit kein Transport der Eizelle in den Uterus (Gestagene),
5. Hemmung der Proliferation des Endometriums, sodass sich eine befruchtete Eizelle nicht einnisten kann (Gestagene).

Estrogene werden nur in Kombination mit Gestagenen zur Zyklusstabilisierung als Kontrazeptiva angewendet. Gestagene können dagegen alleine eingesetzt werden. Die zusätzliche Gabe von Estrogenen erhöht jedoch die kontrazeptive Sicherheit, da unter Gestagenen alleine, je nach Dosis, die Ovulation nicht regelmäßig unterdrückt wird. Die Gestagene müssen für eine zuverlässige Ovulationshemmung ununterbrochen in mindestens einfacher OHD gegeben werde (▸ Kap. 2.7). Gegenüber der Gestagen-Mono-Therapie kann die Zugabe von Estrogenen auftretende Störungen im Zyklus wie Zwischenblutungen vermindern (▸ Kap. 2.6).

Estrogene werden laut BUND zumeist im Urin in metabolisierter Form ausgeschieden, in den Kläranlagen jedoch teilweise wieder in die aktiven Verbindungen aufgespalten. Der BUND hat auf das Thema Hormone im Abwasser aufmerksam gemacht [16]. Es ist nicht immer nachgewiesen, welche Auswirkungen die Hormone im Abwasser auf Menschen haben können. Neben den künstlichen Estrogenen spielen Phytoestrogene, Clofibrinsäure sowie verschiedene Industriechemikalien, wie z. B. Abbauprodukte von Farben und UV-Filtern oder die Pestizide Dicofol und DDT, eine Rolle. Zusammengetragene Beweise lassen den Schluss zu, dass schwerwiegende Folgen für Menschen und Umwelt zu befürchten sind.

## 2.6 Kombinierte orale Kontrazeptiva

Die erste Antibabypille der 1960er Jahre enthielt als Estrogen 150 µg Mestranol und als Gestagen 10 mg Norethynodrel. Schrittweise wurde die Estrogendosis auf die heute üblichen 20 bis 30 µg reduziert. Damit wurde die Pille auch besser verträglich. Trotz anfänglicher moralischer Bedenken hat sich die Pille heute als das am meisten verwendete Verhütungsmittel durchgesetzt. Kombinierte orale Kontrazeptiva sind sehr sicher und v. a. die Einphasenpräparate einfach in der Anwendung.

### 2.6.1 Kundenfragen

#### Fragen zur kombinierten Pille

**Warum enthält meine Pille unterschiedliche Hormone?**

- Kombinierte hormonelle Verhütungsmittel enthalten Estrogene und Gestagene. So ist eine sichere Kontrazeption gewährleistet, ohne dass es zu unerwünschten Zyklusstörungen wie Zwischenblutungen kommt. Außerdem ist der „Vergessens-Spielraum" von zwölf Stunden einfacher in der Anwendung.

**Welche Nebenwirkungen gibt es?**

- Je nach Zusammensetzung der Pille kann es zu Gewichtsveränderungen, Stimmungsschwankungen oder verringertem Lustempfinden kommen. Manche Frauen berichten über Kopfschmerzen oder Schwindel. Effekte auf das Herz-Kreislauf-System sind auch möglich.

**Warum muss ich bei der Einnahme eine Pause machen?**

- Üblicherweise ist die Einnahme der Pille auf 28 Tage inkl. einer Einnahmepause angelegt. Medizinisch ist dies nicht unbedingt notwendig. Tatsächlich kann die ununterbrochene Einnahme sogar Vorteile bieten. Manche Frauen allerdings möchten regelmäßig eine Blutung, weil sie Angst davor haben, unbemerkt schwanger zu sein. In jedem Fall sollte eine längere ununterbrochene Einnahme vorher mit dem Arzt besprochen werden.

**Kann ich die Reihenfolge der Tabletten ändern?**

- Ich rate Ihnen davon ab, die Reihenfolge der Tabletten zu ändern. Ja nach Präparat kann dann nämlich die kontrazeptive Wirkung beeinträchtigt sein. Auf den meisten Pillen sind die Wochentage aufgedruckt, damit die tägliche Einnahme kontrolliert werden kann. So können Sie sicher sein, dass alle Tabletten eingenommen wurden.

**Warum sind in meiner Packung unterschiedliche Tabletten?**

- Es gibt Präparate, die phasenweise mit unterschiedlichen Hormonkombinationen und -dosierungen arbeiten. Unterschiedliche Farben bedeuten, dass die Tabletten nicht identisch sind. Bitte nehmen Sie die Tabletten immer in der vorgegebenen Reihenfolge ein.

**Wie lange dauert es bis der Verhütungsschutz bei der Pille aufgebaut ist?**

- Bei korrekter Einnahme besteht der Verhütungsschutz sofort, ab dem ersten Tag der Einnahme.

**Warum hat mein Arzt gerade diese Pille verordnet?**

- Ihr Arzt wird Ihre Wünsche sowie Ihren Gesundheitszustand in die Auswahl miteinbeziehen. Auch Ihr Alter und ob Sie rauchen ist wichtig. Da es sehr viele unterschiedliche Pillen gibt, wird der Arzt auf diese Weise das passende Präparat für Sie auswählen.

**Was ist der Unterschied zwischen der Pille und der Minipille?**

- Die Minipille enthält nur Gestagen, kein Estrogen. Die Kombination beider Hormone in der Pille bewirkt einen stabileren Zyklus. Der Empfängnisschutz ist etwas sicherer. Die korrekte Einnahme gelingt besser, da die kombinierte Pille bis auf zwölf Stunden genau eingenommen werden können. Bei manchen Minipillen beträgt der Zeitraum nur drei Stunden (▸Kap. 2.7).

**Was ist eine Mikropille?**

- Das ist eine ganz „normale" Pille. Als Mikropille bezeichnet man kombinierte Pillen, die weniger als 50 µg Ethinylestradiol enthalten.

**Was ist die neueste Entwicklung?**

- Es gibt neuere Pillen, die statt synthetischer nun natürliche Estrogene enthalten.

**Ist natürliches Estrogen besser?**

- Die Hoffnung ist, dass durch den Einsatz natürlicher Estrogene das Thromboserisiko gesenkt wird. Entsprechende Daten fehlen aber [18].

## 2.6.2 Hintergrundinformationen

Die kombinierten oralen Kontrazeptiva werden wie folgt eingeteilt (vgl. ○Abb. 2.9):

1. Einphasenpräparat: täglich dieselbe Estrogen- und Gestagen-Kombination in gleicher Dosierung,
2. Zweiphasenpräparat: initial nur Ethinylestradiol, in der zweiten Phase Zugabe von Gestagen; auch Sequenzpräparat genannt,
3. Zweistufenpräparat: gleiche Estrogen- und Gestagen-Kombination über den Einnahmezeitraum, mit modifizierten Dosierungen von Stufe 1 auf Stufe 2,
4. Dreistufenpräparat: wie beim Zweistufenpräparat, allerdings gibt es zwei Abstufungen der Gestagen- und/oder Estrogendosis, die von Stufe 1 auf 2 und dann auf Stufe 3 verändert wird,
5. Vierphasenpräparat: in zwei Phasen nur Estrogen und in zwei Phasen eine Kombination mit Gestagen in unterschiedlicher Dosierung (Qlaira®).

Die erhältlichen Präparate unterscheiden sich weiterhin in der Kombination der unterschiedlichen Hormone sowie deren Konzentration. Grundsätzlich wird bei der Verordnung die Kombination mit den niedrigsten Hormonkonzentrationen ausgewählt, mit der im individuellen Fall die beste Zykluskontrolle mit den wenigsten Nebenwirkungen erreicht werden kann. Bei instabilem Zyklus unter einer speziellen kombinierten Pille kann der Wechsel auf ein anderes Präparat sinnvoll sein.

Einphasige KOK gelten heute als Mittel der ersten Wahl, da sie gut verträglich sind, Zyklusstabilität erreichen und im Langzeitzyklus eingenommen werden können.

Mehrphasen- bzw. Mehrstufenpräparate wurden entwickelt, um den Hormonverlauf im weiblichen Zyklus besser zu imitieren. Solche Präparate enthalten höhere Dosierungen an Ethinylestradiol. Es ist nicht erwiesen, dass die Präparate eine höhere Zyklusstabilität oder andere medizinische Vorteile bieten.

Die hauptsächlich bei KOK eingesetzte Estrogenkomponente ist das synthetische Ethinylestradiol. Als Import erhältliche Produkte aus dem Ausland enthalten eine Vorstufe des Ethinylestradiol, das Mestranol. Die Umwandlung in Ethinylestradiol belastet die Leber. In wenigen Produkten werden die natürlichen Estrogene, Estradiolvalerat und Estradiol, eingesetzt. Die Anwendung von Ethinylestradiol bewirkt, im Gegensatz zu der von Estradiolva-

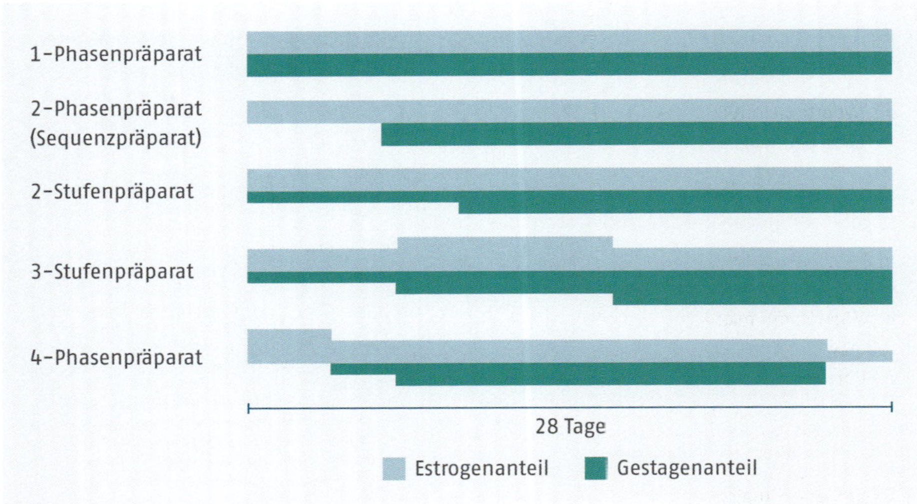


**Abb. 2.9** Einteilung KOK optisch dargestellt

lerat oder Estradiol, eine hohe Stabilität des Endometriums, sodass es zu weniger Blutungsstörungen im Zyklus kommt. Gebräuchliche Dosen sind heute 20 oder 30 µg, selten 50 µg Ethinylestradiol bzw. 15 µg Estradiol (Zoely®) und 1 bis 2 mg Estradiolvalerat (Qlaira®).

Präparate mit niedrigen Ethinylestradiol-Konzentrationen (20 µg) sind für Frauen zu empfehlen, die an Kreislauferkrankungen leiden, vorausgesetzt es besteht keine Kontraindikation für eine kombinierte Methode (Tab. 2.4). Die Standarddosierung mit 30 bis 35 µg (oder 30 bis 40 µg in mehrstufigen Präparaten) ist allgemein geeignet. Frauen über 50 Jahren wird von KOK abgeraten.

Gestagene können nach ihrer zeitlichen Entwicklung in Generationen (1 bis 4) eingeteilt werden (Tab. 2.5). Die Einteilungen können sich je nach Quelle leicht unterscheiden.

Sinnvoll ist auch eine Einteilung nach dem Wirkspektrum. So ist das eingesetzte Gestagen richtungsweisend für die Verträglichkeit und den weiteren Nutzen sowie Risiken des Präparats, da es nicht nur am Progesteron-Rezeptor bindet, sondern auch an anderen Steroidrezeptoren (Tab. 2.6).

Unterschiedliche Gestagene haben daher unterschiedliche Partialwirkungen (Tab. 2.7).

Zusammengefasst haben die neueren Gestagene weder eine ausgeprägte antiandrogene noch androgene Restaktivität. Dazu gehören Gestoden, Norgestimat, Desogestrel und Nomegestrolacetat.

Norethisteron und Levonorgestrel besitzen eine androgene und antiestrogene Partialwirkung.

Eine relevante antiandrogene Wirkung haben die Gestagene Chlormadinonacetat, Cyproteronacetat, Dienogest und Drospirenon. Letzteres ist ein Spironolacton-Abkömmling und weist daher mineralocorticoide Wirkungen auf.

Insgesamt ist die Auswahl einer geeigneten Pille eine patientenindividuelle Entscheidung unter Berücksichtigung der absoluten und relativen KI, v. a. im Bereich der Gefäße und Leber. Neben den unerwünschten Wirkungen der KOK, können Partialwirkungen der Hormone von Nutzen sein. Estrogene helfen bei der Zykluskontrolle, sodass KOK bei Dys- und Hypermenorrhö eingesetzt werden können; eine antiandrogene Gestagenkomponente auch bei Akne, Hirsutismus und Alopezie. Ist eine solche Wirkung nicht

**Tab. 2.4** Kontraindikationen für kombinierte orale Kontrazeptiva

| Absolute KI | Relative KI |
|---|---|
| ■ Hypertonie mit RR > 160/100 oder normalem RR, auch unter Therapie, mit vaskulären Erkrankungen<br>■ Frauen > 35 Jahre, die mehr als 20 Zigaretten tgl. rauchen*<br>■ VTE, Myokardinfarkt, zerebrovaskuläres Ereignis (akut oder in Anamnese)<br>■ Migräne mit fokalen neurologischen Symptomen<br>■ Herzfehler mit Komplikationen<br>■ schwere Hypertriglyceridämie<br>■ multiple Risikofaktoren mit vaskulären Erkrankungen<br>■ großer chirurgischer Eingriff mit längerer Immobilisation<br>■ Herpes gestadionis in Anamnese<br>■ Otosklerose<br>■ Leberstoffwechselstörungen<br>■ Diabetes mit vaskulären Komplikationen oder seit mehr als 20 Jahren<br>■ Lebertumore, benigne und maligne<br>■ schwere, rekompensierte Leberzirrhose<br>■ akute Hepatitis<br>■ Resorptionsstörungen im Magen-Darm-Trakt<br>■ Brustkrebs vor < als 5 Jahren**<br>■ Schwangerschaft<br>■ während der ersten 6 Wochen nach einer Entbindung<br>■ nicht abgeklärte vaginale Blutungen<br>■ Überempfindlichkeit gegen die Inhaltsstoffe | ■ Rauchen > 15 Zigaretten tgl.*<br>■ Hypertonie, medikamentös eingestellt<br>■ Oberflächliche Beinvenenthrombose, Thrombophlebitis, starke Varikosis<br>■ Hypercholesterinämie<br>■ Migräne ohne fokale neurologische Symptome<br>■ ausgeprägte Adipositas<br>■ gestörte Glucosetoleranz<br>■ Gallenblasenerkrankung, behandlungsbedürftig<br>■ leichte, kompensierte Leberzirrhose<br>■ Arzneimittelinteraktionen<br>■ Epilepsie<br>■ Brustkrebs vor > als 5 Jahren**<br>■ Stillzeit in den ersten 6 Monaten |

* Risikobewertung der WHO zu KOK und Rauchen:
< 35 Jahre: 2. Wahl
> 35 Jahre und < 15 Zigaretten/d: relative KI
≥ 35 Jahre und ≥ 15 Zigaretten/d: absolute KI
** Laut Fachinformation: bei Brustkrebs immer kontraindiziert (strenge Indikationsstellung nach Rücksprache mit Onkologen)

**Tab. 2.5** Auswahl zugelassener kombinierter oraler Kontrazeptiva, eingeteilt nach enthaltenem Gestagen. Modifiziert nach [19]

| Gestagen | Dosis Estrogenanteil | Handelspräparat (Beispiel) |
|---|---|---|
| **1. Generation** | | |
| Norethisteron | 20 µg EE | Eve® |
| Dienogest | 30 µg EE | Sibilla®, Violette®, Maxim® |
| Dienogest | Estradiol als Valerat | Qlaira® (Vierphasenpräparat) |

**Tab. 2.5** Auswahl zugelassener kombinierter oraler Kontrazeptiva, eingeteilt nach enthaltenem Gestagen. Modifiziert nach [19] (Fortsetzung)

| Gestagen | Dosis Estrogenanteil | Handelspräparat (Beispiel) |
|---|---|---|
| **2. Generation** | | |
| Levonorgestrel | 20 µg EE | Evaluna® 20, Leios®, Miranova® |
| Levonorgestrel | 50 µg EE | Gravistat® 125 fem |
| **3. Generation** | | |
| Desogestrel | 20 µg EE | Mercilon®, Lovelle®, Belinda AL® |
| Desogestrel | 30 µg EE | Lamuna® 30, Marvelon®, Desmin® 30 |
| Gestoden | 30 µg EE | Minulet®, Femoden® |
| Norgestimat (auch 2. Generation) | 35 µg EE | Keine im Handel |
| **4. Generation** | | |
| Drospirenon | 20 µg EE | Yaz®, Yasminelle® |
| Drospirenon | 30 µg EE | Xellia® 30, Yasmin®, Petibelle® |
| Chlormadinon | 30 µg EE | Solera®, Belara®, Madinette® 30, Lilia® |
| | 50 µg EE | Neo-Eunomin® |
| Cyproteronacetat | 35 µg EE | Jennifer® 35, morea sanol® |
| **Andere** | | |
| Nomegestrolacetat | 15 µg Estradiol | Zoely® |

**Tab. 2.6** Nutzen und Risiken der Partialwirkungen der Gestagene. Nach [20]

| Aktivität | Nichtkontrazeptiver Nutzen bei | UAW und Risiken |
|---|---|---|
| Antiandrogen | Akne, Hirsutismus, Alopezie | – |
| Glucocorticoid | Immunsupression-Erkrankungen autoimmunogener Genese (z. B. rheumatoide Arthritis) | Endotheliale Funktionsstörung, gestörte Glucosetoleranz |
| Antimineralocorticoid | Mastodynie, prämenstruelle Ödeme | In KOK mit 30 µg EE/DRSP; Verdacht auf erhöhtes Risiko venöser Thromboembolie, evtl. durch entwässernden Effekt (FDA 2011) |
| Androgen | – | Akne, Hirsutismus, Alopezie, HDL-Abfall, LDL-Anstieg |

**Tab. 2.7** Partialwirkungen der Gestagene [20]

| Gestagen | AND | AA | GLU | AM | AE | EST |
|---|---|---|---|---|---|---|
| Chlormadinon | – | ++ | + | – | + | – |
| Cyproteronacetat | – | +++ | +++ | – | + | – |
| Desogestrel | (+) | – | (+) | – | + | – |
| Dienogest | – | ++ | – | – | +++ | – |
| Drospirenon | – | + | – | ++ | + | – |
| Etonogestrel | (+) | – | (+) | – | + | – |
| Levonorgestrel | + | – | – | – | ++ | – |
| Medroxyprogesteron | (+) | – | + | – | + | – |
| Nomegestrolacetat | – | (+) | – | – | +++ | – |
| Norethisteron | + | – | – | – | ++ | + |

AND = androgen; AA = antiandrogen; GLU = glucocorticoid; AM = antimineralocorticoid; AE = antiestrogen; EST = estrogen

2

gewünscht, können Gestagene der 3. Generation verordnet werden. Auch beim Einsatz von Levonorgestrel oder Norethisteron werden die meisten Patientinnen keine androgenen Effekte erfahren. So werden Präparate mit Levonorgestrel zurzeit von den zuständigen Arzneimittelbehörden empfohlen, da sie nach heutigen Erkenntnissen das geringste Thromboserisiko haben (▸Kap. 4.1) [21].

## 2.7 Minipille

Minipillen sind estrogenfreie Pillen und enthalten nur eine geringe Menge Gestagen. Bei unerwünschten Wirkungen der Estrogene oder zur Verhütung in der Stillzeit ist eine Minipille eine gute Wahl. Die empfängnisverhütende Wirkung beruht v. a. auf den lokalen Wirkungen in der Gebärmutter, am Muttermund und den Eileitern. Die korrekte Ein-

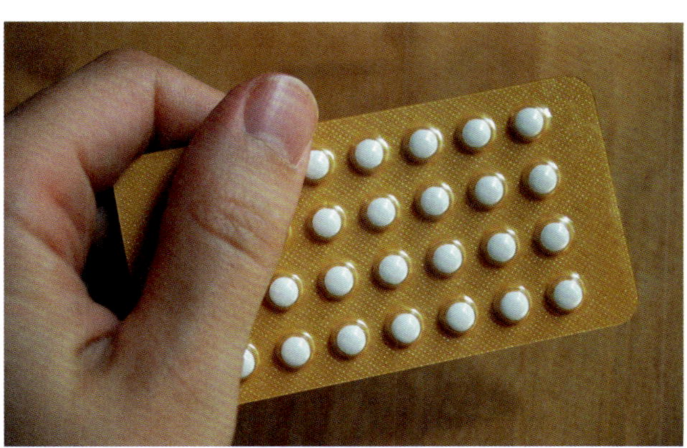

**Abb. 2.10** Die Einnahme der Minipille erfordert Disziplin.

nahme erfordert mehr Disziplin. Die Sicherheit ist verglichen mit der kombinierten Pille etwas geringer.

### 2.7.1 Kundenfragen

#### Fragen zur Minipille

**Was ist eine Minipille?**

- Eine Minipille ist eine Pille, die nur ein Gestagen, z. B. Levonorgestrel oder Desogestrel, enthält. Minipillen, die Desogestrel enthalten, werden auch estrogenfreie Ovulationshemmer genannt, weil solche Präparate den Eisprung hemmen.

**Ist die Minipille sicher?**

- Der Pearl-Index liegt bei 0,5 bis 3 [3].

**Wie wirkt eine Minipille?**

- Eine Minipille, die Levonorgestrel enthält, verhindert, dass die Spermien mit der Eizelle zusammentreffen können. Außerdem wird verhindert, dass die Eizelle in die Gebärmutter gelangt. Die Schleimhaut in der Gebärmutter wird so verändert, dass sich ein befruchtetes Ei nicht einnisten kann. Im Gegensatz zu den kombinierten Pillen und estrogenfreien Ovulationshemmern wird der Eisprung nicht verhindert. Estrogenfreie Ovulationshemmer sind Minipillen mit dem Wirkstoff Desogestrel.

**Warum hat mich mein Arzt von einem kombinierten Präparat auf eine Minipille umgestellt?**

- Vielleicht haben Sie unerwünschte Wirkungen durch die Estrogene in der kombinierten Pille erfahren. Die Minipille ist ja estrogenfrei. Dadurch verbessert sich für Sie die Verträglichkeit. Stillen Sie zurzeit? Dann ist die Minipille die beste Wahl. Es kann auch sein, dass der Arzt aufgrund Ihres Alters umgestellt hat. Es gibt auch bestimmte Erkrankungen, bei denen auf Estrogen verzichtet werden sollte.

**Warum kann ich die Minipille in der Stillzeit anwenden?**

- Die Gestagene haben keinen Einfluss auf die Milchmenge und die Zusammensetzung der Milch. Außerdem gelangen die Hormone nur in ganz geringem Maße in die Muttermilch. Der Säugling wird durch diese kleine Menge nicht beeinträchtigt.

**Kann die Minipille den Eisprung verhindern?**

- Nicht alle Minipillen verhindern den Eisprung. Es kommt auf die Konzentration des Gestagens in der Pille an. Es gibt neuere Präparate, die enthalten ein bestimmtes Gestagen, das Desogestrel in einer ausreichenden Dosierung, um den Eisprung, also die Ovulation, zu verhindern. Solche Minipillen nennt man auch „estrogenfreie Ovulationshemmer“. Solche Minipillen sind so sicher wie die kombinierte Pille.

**Wie schnell wirkt die Minipille?**

- Bei korrekter Einnahme ab dem ersten Tag der Regelblutung besteht der Schutz sofort. Bei einer Umstellung von einer anderen hormonellen Verhütungsmethode kann es bis zu sieben Tage dauern, bis ein Schutz aufgebaut ist. Daher ist es notwendig, in dieser Zeit zusätzlich zu verhüten, z. B. mit Kondomen.

## 2.7.2 Hintergrundinformationen

Minipillen, auch POP (progestogen-only-pill) genannt, bieten Vorteile gegenüber den KOK. Durch den Verzicht auf Estrogene können Unverträglichkeiten wie Kopfschmerzen oder Brustspannen vermieden werden. Zyklusabhängige Beschwerden bessern sich deutlich. Die Risiken durch Estrogene werden vermieden. Die Gestagen-Mono-Präparate können bei erhöhtem Thromboserisiko, Blutgerinnungsstörungen, erhöhtem BMI, Raucherinnen, Hypertension und Diabetes eingesetzt werden. Die Minipille eignet sich auch für ältere Frauen über 40 Jahren, die hormonell verhüten möchten. In der Stillzeit ist die Minipille geeignet, da Gestagene die Milchmenge und die Milchkomposition nicht verändern. Die Minipillen enthalten eine geringere Menge an Gestagen als die kombinierten Präparate.

Ein wichtiges Augenmerk bei der Verordnung durch den Arzt liegt auf der Auswahl des Gestagens. Dies ist auch bei den kombinierten Präparaten wichtig (▸ Kap. 2.6).

Die auf dem Markt befindlichen rein gestagenhaltigen Pillen enthalten entweder 75 µg Desogestrel oder 30 µg Levonorgestrel (◘ Tab. 2.8).

Bei den Präparaten mit Levonorgestrel kommt es nicht zur Ovulationshemmung, da die eingesetzte Dosierung von 30 µg nur die halbe OHD ist. Die Einnahme muss bei diesen Präparaten auf drei Stunden genau erfolgen. Levonorgestrel hat eine androgene Wirkung. Die meisten Patientinnen werden aber keine androgenen Effekte beobachten. Bei vorhandenen Androgenisierungserscheinungen wie Akne, Alopezie oder Hirsutismus, sollte Levonorgestrel nicht eingesetzt werden.

Durch kontinuierliche tägliche Einnahme von 75 µg Desogestrel wird zusätzlich zu den üblichen Effekten der Gestagene die Ovulation gehemmt (▸ Kasten). Das Einnahmefenster beträgt bei solchen Präparaten zwölf Stunden. Die kontrazeptive Sicherheit ist gegenüber Levonorgestrel erhöht. Desogestrel gehört zu den Gestagenen der dritten Generation. Diese haben weder einen ausgeprägten androgenen noch antiandrogenen Effekt.

Minipillen mit Gestagenen in ausreichender OHD, wie solche mit Desogestrel 75 µg, werden auch estrogenfreie Ovulationshemmer genannt.

**Kontrazeptive Wirkungen der Gestagene (▸ Kap. 2.5)**

- Hemmung der Spermienmigration durch Erhöhung der Viskosität des Zervixschleims
- Hemmung des Transports der Eizelle durch Verminderung der Tubenmotilität
- Verhinderung der Einnistung der befruchteten Eizelle durch Hemmung der Proliferation des Endometriums
- Gestagene in ausreichender OHD: Ovulationshemmung (durch estrogenfreie Ovulationshemmer)

◘ **Tab. 2.8** Auswahl zugelassener Minipillen

| Gestagen | Dosis | Einnahmegenauigkeit | Handelspräparat (Beispiele) |
|---|---|---|---|
| Desogestrel | 0,075 mg | 12 h | Cerazette®, Desogestrel Aristo®, Chalant® HEXAL®, Evakadin®, Desofemono 75®, Yvette®, Damara® |
| Levonorgestrel | 0,03 mg | 3 h | 28 Mini®, Microlut® |

Die Einnahme der Minipille erfolgt durchgehend ohne Pause.

Nachteile sind eine etwas geringere Verhütungssicherheit und die Notwendigkeit der Einhaltung eines strengen Zeitfensters von drei Stunden. (Ausnahme: desogestrelhaltige Pille). Die dauerhafte Einnahme der Gestagene bewirkt Unregelmäßigkeiten im Zyklus. Zwischenblutungen treten häufiger auf. Häufigere und längere Menstruationsblutungen oder seltenere und ganz ausbleibende Blutungen sind möglich.

Es besteht u. a. eine absolute Kontraindikation für die POP bei:

- Vorliegen einer aktiven venösen Thromboembolie,
- bestehenden/vorausgegangenen schweren Lebererkrankungen, wenn die Leberwerte noch erhöht sind,
- vorausgegangenen oder bestehenden (benigne oder maligne) Lebertumorerkrankungen,
- bekannte oder vermutete hormon-sensitive Krebserkrankungen,
- nicht abgeklärte vaginale Blutungen,
- vorausgegangenen oder bestehenden arteriellen und kardiovaskulären Erkrankungen (z. B. zerebrovaskulärer Insult, Myokardinfarkt) oder deren Vorboten (z. B. Angina pectoris und transitorische ischämische Attacke),
- Diabetes mellitus mit Gefäßveränderungen.

## 2.8 Nicht orale hormonelle Kontrazeptiva

Die Pille ist ein zuverlässiges Verhütungsmittel – wenn sie täglich eingenommen wird. Frauen, denen das zu lästig ist, haben heutzutage einige Alternativen zur Auswahl. In den letzten Jahren sind mit Verhütungspflastern und -ringen kombinierte hormonelle Methoden auf den Markt gekommen, die nicht oral eingenommen werden müssen. Die Implantate gibt es schon länger auf dem Markt. Sie bieten eine langfristige aber im Gegensatz zur Sterilisation reversible Verhütung bei maximaler Bequemlichkeit.

### 2.8.1 Kundenfragen

#### Fragen zu nicht oralen hormonellen Methoden

**Gibt es ein hormonelles Verhütungsmittel, das ich nicht schlucken muss?**

- Es gibt vaginale Ringe, Pflaster zum Aufkleben auf die Haut, aber auch Implantate, die unter die Haut gesetzt werden. Depotpräparate werden entweder unter die Haut oder in den Muskel gespritzt. Die gestagenhaltige Spirale wird in die Gebärmutter eingesetzt.

**Sind nicht orale hormonelle Methoden genauso sicher wie die Pille?**

- Die gestagenhaltigen Implantate und Spiralen sind sogar noch etwas sicherer als die Pille. Die Pflaster, Ringe und Depotpräparate sind so sicher wie die Pille.

**Hat der Vaginalring eine lokale Wirkung?**

- Nein, der Vaginalring hat keine lokale Wirkung. Die im Ring enthaltenen Hormone gelangen über die Vaginalschleimhaut in die Blutbahn und wirken dann systemisch, genauso wie die oralen Mittel.

**Stimmt es, dass die Hormonbelastung durch den Vaginalring und das Pflaster geringer ist, weil nichts oral eingenommen wird?**

- Nein, nicht unbedingt. Die Abgabe der Hormone erfolgt gleichmäßiger, es kommt nicht zu starken Schwankungen wie bei der Einnahme einer Tablette. Wenn man allerdings die totale Hormonmenge über einen Monat zusammenrechnet, gelangen durch das Pflaster die meisten weiblichen Hormone in den Körper, gefolgt von einer Pille mit Standarddosierung (EE 30 µg) und dem Verhütungsring. Durch ihn gelangen am wenigsten Hormone in den Körper.

**Was ist der Unterschied zwischen einem Ring und dem Verhütungspflaster?**

- Der Unterschied liegt v. a. in der Anwendung. Das Pflaster wird über insgesamt drei Wochen auf die Haut geklebt. Es muss aber wöchentlich gewechselt werden. Ein Vaginalring wird in die Scheide eingeführt und verbleibt dort für drei Wochen. Nach drei Wochen wird bei beiden Methoden eine Woche Pause eingelegt. Also ähnlich wie bei oralen Kombinationspillen. Die Wirkstoffe gelangen entweder über die Haut oder die Scheidenwände direkt in die Blutbahn. Beide Produkte enthalten Estrogene und Gestagene.

**Ich habe doch zwei Packungen NuvaRing® verordnet bekommen? Wieso geben Sie mir nur eine Packung?**

- Der NuvaRing® muss bis zur Abgabe an die Patientin nachweislich immer zwischen 2 und 8 °C gelagert werden. Ab dem Tag der Abgabe kann ein Ring noch vier Monate lang ungekühlt gelagert und auch verwendet werden. Es ist also sinnvoller nur die Dreier-Packung zu kaufen und diese innerhalb von vier Monaten aufzubrauchen. Wird der Ring nach Abgabe in der Apotheke zuverlässig zwischen 2 und 8 °C gelagert, gilt das aufgedruckte Verfallsdatum. Allerdings zeigen normale Haushaltskühlschränke oft Temperaturschwankungen, sodass eine korrekte Lagerung zuhause nicht gewährleistet ist.

**Ich habe eine Latex-Allergie. Kommt so ein Vaginalring überhaupt für mich in Frage?**

- Sowohl Circlet® als auch NuvaRing® sind latexfrei. Sie enthalten auch kein Nickel oder sonstiges Metall.

**Ich kann den Klebstoff meines Verhütungspflasters nicht vertragen. Gibt es ein anderes Pflaster?**

- Eine Unverträglichkeit kann gelegentlich vorkommen. Leider gibt es zurzeit kein anderes Verhütungspflaster auf dem Markt.

**Wie soll ich nicht mehr benötigte oder gebrauchte Pflaster oder Ringe entsorgen?**

- Ein benutztes Pflaster wird am besten entsorgt, in dem es auf die mitgelieferte Entsorgungsfolie aufgeklebt wird. Die Folie befindet sich auf der ursprünglichen Aluminiumverpackung des Pflasters. Einen gebrauchten Vaginalring entsorgen Sie am besten im ursprünglichen wiederverschließbaren Aufbewahrungsbeutel. So wird das alte Pflaster bzw. der Ring versiegelt und kann dann so entsorgt werden, wie es in Ihrer Region für Medikamente vom Abfallentsorger vorgesehen ist. Da in den Pflastern bzw. Vaginalringen noch Reste der Hormone vorhanden sind, dürfen sie auf keinen Fall in der Toilette oder auf anderem Wege über das Abwassersystem entsorgt werden.

**Ich habe so ein Implantat im Arm. Kann es sich im Körper bewegen?**

- Das Implantat kann in seltenen Fällen tatsächlich wandern [22]. Allerdings enthält das Stäbchen eine Substanz, durch die es beim Röntgen sichtbar wird. So ist das Implantat dann wieder auffindbar. In jedem Fall sollte man sich beim Arzt melden, wenn das Implantat nicht mehr an der Einsetzstelle tastbar ist.

**Tut das Einsetzen des Implantats weh?**

- Normalerweise wird das Implantat unter örtlicher Betäubung eingesetzt, sodass der Eingriff nicht weh tut. Das Implantat sollte nur von entsprechend geschulten Ärzten eingesetzt werden. Die Bildung einer kleinen Narbe ist möglich. Bei den Depotpräparaten kann das Einspritzen unter die Haut oder in den Muskeln etwas wehtun, ähnlich wie bei einer Impfung. Es kann zu Reaktionen an der Einstichstelle kommen.

**Was ist, wenn so ein Implantat, gestagenhaltige Spirale oder Depotpräparat eingesetzt wird und ich es nicht vertrage?**

- Das kann passieren und ist bei der längeren Wirkdauer und den höheren Kosten der Präparate natürlich unerfreulich. Viele Frauenärzte verordnen daher vorher für einige Monate einen sog. oralen estrogenfreien Ovulationshemmer (z. B. Cerazette®). Diese Minipille enthält eine höhere Dosis Gestagen, sodass man abschätzen kann, wie die Patientin wohl reagiert, wenn ein langwirkendes Präparat verwendet wird. Es kann aber trotz guter Verträglichkeit der Minipille später zu unerwünschten Wirkungen bei den nicht oralen Varianten kommen.

**Was passiert im MRT, wenn ich eine Hormonspirale trage?**

- Da Mirena® kein Metall enthält, ist das völlig unproblematisch. Jaydess® enthält Silber. Trotzdem ist es im MRT bis zu einer bestimmten Magnetfeldstärke sicher. Das gilt auch für Kupferspiralen. Bei einer bevorstehenden MRT-Untersuchung sollten Sie dem Arzt mitteilen, welche Spirale Sie tragen. Übrigens ist eine Röntgen- oder CT-Untersuchung ebenso unbedenklich wie die Sicherheitskontrollen am Flughafen.

**Schmerzt das Einsetzen der Hormonspirale? Gibt es Medikamente, die ich vorher gegen die Schmerzen einnehmen kann?**

- Das Einsetzen einer Spirale ist ein kurzer Eingriff und dauert nur ca. fünf Minuten. Idealerweise werden Spiralen während der Menstruation eingesetzt, weil dann der Muttermund natürlicherweise weit geöffnet ist. Medikamente, die den Muttermund zusätzlich weiten oder eine Betäubung können helfen, Schmerzen zu vermindern. Im Einzelfall kann die Spirale auch unter Narkose eingesetzt werden.

### 2.8.2 Hintergrundinformationen

Die nicht oralen hormonellen Kontrazeptiva sind sehr unterschiedlich. Prinzipiell bieten sie den Vorteil, dass die Patientin nicht an die tägliche Einnahme einer Pille denken muss. Auch werden evtl. Resorptionsprobleme im Magen-Darm-Trakt umgangen.

Den kombinierten oralen Kontrazeptiva am nächsten sind die Verhütungspflaster und die Vaginalringe. Sie enthalten eine Kombination aus Estrogen und Gestagen und werden zyklisch angewendet. Nach einer dreiwöchigen Anwendung wird eine Woche pausiert.

◘ Tab. 2.9 Verhütungsringe

| Handelspräparat (Beispiele) | Etonogestreldosis und -freigabe/d | EE-Dosis und -freigabe/d | Lagerung |
|---|---|---|---|
| NuvaRing®, Circlet® | 11,7 mg<br>0,12 mg/d | 2,7 mg<br>0,015 mg/d | Vor Abgabe: 2 bis 8°C<br>nach Abgabe: nicht über 30 °C,<br>Haltbarkeit: vier Monate |
| Cyclelle®, Ginoring®, Setlona®, Veri-Aristo® | 11 mg<br>0,12 mg/d | 3,474 mg<br>0,015 mg/d | Bei Raumtemperatur |

Das sich auf dem Markt befindliche Evra® Pflaster muss einmal pro Woche gewechselt werden. Das Pflaster ist 20 $cm^2$ groß und setzt pro Tag 20 µg Ethinylestradiol und 150 µg Norelgestromin frei. Das Gestagen ist ein Metabolit des Norgestimat. Der Hersteller empfiehlt das Aufkleben auf Arm, Gesäß oder Oberkörper (nicht in der Nähe der Brust), um eine optimale Absorption zu gewährleisten. Es hat sich gezeigt, dass die Anwenderinnen von Evra® mit der Wahl der transdermalen Kontrazeption teilweise deutlich zufriedener sind als Anwenderinnen der oralen Kontrazeptiva [23]. Anwendungsfehler kommen seltener vor. Unter Evra® kommt es kumulativ über drei Wochen zu höheren Spiegeln von Ethinylestradiol als unter oralen Kontrazeptiva [24]. Das Pflaster bietet also keinen Vorteil hinsichtlich der Belastung mit Estrogenen. Zur Zeit der Erscheinung dieses Buches ist kein weiteres Verhütungspflaster außer Evra® erhältlich (Stand 06/2019).

Ein Vaginalring wird durch die Patientin selbst eingeführt und bleibt für drei Wochen in der Scheide liegen. Dann wird er entfernt, und nach einer einwöchigen Pause ein neuer Ring eingeführt.

Die erhältlichen Generika haben alle die gleiche Freisetzungsrate an Hormonen. Aber die Ringe unterscheiden sich in der Gesamtbeladung mit Hormonen und bedürfen unterschiedlicher Lagerung (◘ Tab. 2.9). Vor allem die unterschiedlichen Anforderungen an die korrekte Lagerung sind vor einem Austausch bei der Abgabe zu beachten. Alle Vaginalringe sind aber vom G-BA als gleichwertig (aut-idem) eingestuft.

NuvaRing® und Circlet® sind identisch. Beide müssen bis zur Abgabe kontinuierlich kühl zwischen 2 und 8 °C gelagert werden. Ab dem Tag der Abgabe, der auf der Packung durch die Apotheke notiert wird, müssen die Ringe innerhalb von vier Monaten verwendet werden. Sie können dann bei Raumtemperatur gelagert werden. Mit einer täglichen Abgabe von nur 15 µg Ethinylestradiol sind die Vaginalringe die am niedrigsten dosierten kombinierten hormonellen Kontrazeptiva. Als Gestagen enthalten die Ringe Etonogestrel, die Wirksubstanz des Desogestrel. Die kumulierte Estrogendosis liegt bei den Vaginalringen niedriger als beim transdermalen System und bei oraler kombinierter Kontrazeption mit 30 µg Ethinylestradiol.

Depotpräparate wie z. B. Implanon NXT®, Depo-Clinovir® und Sayana® sowie die beiden IUP Mirena® und Jaydess® sind reine Gestagenpräparate.

Implanon NXT® enthält 68 mg Etonogest und wird subkutan injiziert. Das 40 mm lange Implantat hat einen Durchmesser von 2 mm und wird für drei Jahre eingesetzt. Es wirkt neben lokalen Gestagen-Effekten primär durch Ovulationshemmung. Der Eisprung wird im dritten Jahr nicht mehr so stark unterdrückt. Das Produkt ist geeignet für Patientinnen mit einer KI für KOK, zyklus- und estrogenabhängigen Beschwerden sowie in der Stillzeit. Weitere Vorteile sind Compliance-Unabhängigkeit, höchste kontrazeptive

2

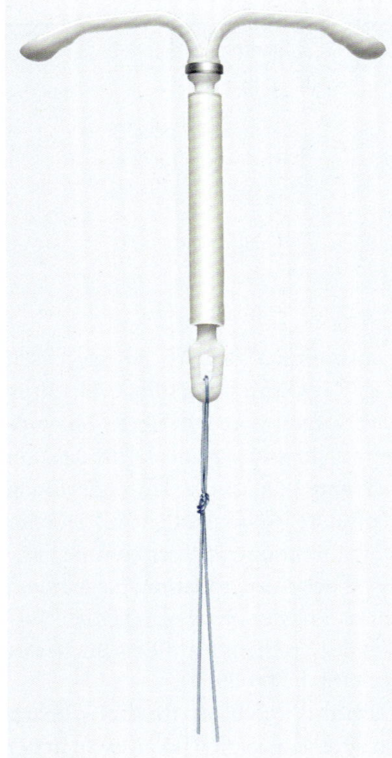

**Abb. 2.11** Jaydess® ist eine kleine Hormonspirale.

Sicherheit bei korrekter Lage sowie Reversibilität der Wirkung nach Entfernen des Implantats.

Depo-Clinovir® enthält 150 mg Medroxyprogesteronacetat (MPA, auch DMPA) und wird alle drei Monate intramuskulär injiziert. Das Generikum Depo-Provera® ist entsprechend dosiert.

Sayana® enthält 104 mg MPA und wird subkutan in den Abdomen oder Oberschenkel injiziert. Die Applikation an anderer Stelle kann die Pharmakokinetik verändern. Es ist anzunehmen, dass die für Depo-Clinovir® bekannten Daten auf Sayana® übertragbar sind. Jedoch kann die Wirksamkeit bei zusätzlichen speziellen Indikationen wie zyklus- und estrogenabhängige Beschwerden anders sein, da 30 Prozent weniger MPA in Sayana® enthalten ist.

Grundsätzlich sind beide Präparate als gleich sicher anzusehen. Unerwünschte Wirkungen sind in gleichem Ausmaß zu erwarten. Die Sicherheit ist unabhängig vom BMI. Depotpräparate sind also auch für Frauen mit einem BMI $\geq 30\,kg/m^2$ geeignet. DMPA sollte aufgrund der ungünstigen Wirkung auf die maximale erreichbare Knochendichte und -masse nicht für Heranwachsende unter 18 und Frauen > 45 Jahren verordnet werden. Falls dies doch unbedingt nötig ist, sollte DMPA für maximal zwei Jahre verordnet werden (▸ Kap. 4.3).

Da die Depotpräparate im Vergleich zu anderen hormonellen Methoden auch nach Absetzen noch lange Zeit Zyklusstörungen und Amenorrhöen verursachen können, sollten sie vorzugsweise bei Patientinnen eingesetzt werden, deren Familienplanung schon abgeschlossen ist. Allerdings können bestimmte Patientinnengruppen von der zuverlässigen Kontrazeption und Unabhängigkeit der Compliance profitieren, z. B. sehr junge Frauen, denen es schwer fällt, zuverlässig zu verhüten. MPA-Präparate können in der Stillzeit ab sechs Wochen nach der Entbindung eingesetzt werden. Das Risiko für Arzneimittelinteraktionen ist sehr gering, sodass sich Vorteile für Frauen ergeben, die auf die Einnahme bestimmter Arzneimittel angewiesen sind.

Eine weitere nicht orale Verhütungsmethode ist die intramuskuläre Injektion von Norethisteronenantat, enthalten in Noristerat®. Die Injektionen beginnen in den ersten fünf Tagen des Zyklus und erfolgen vier Mal im Abstand von acht Wochen, danach alle zwölf Wochen. Es kommt meist nicht zur Suppression der Ovaraktivität. Dies ist ein Vorteil gegenüber DMPA. Die Wirkung ist der Minipille ähnlich. Noristerat® wird ähnlich eingesetzt wie Depo-Clinovir®, scheint aber vorteilhafter für die Knochengesundheit zu sein (▸ Kap. 4.3). Unter Noristerat® kommt es seltener zu einer Amenorrhö.

Das IUS Mirena® enthält 52 mg Levonorgestrel und wird für fünf Jahre eingesetzt. Die kontinuierliche Abgabe der Hormone beträgt initial 20 µg und reduziert sich dann auf

Tab. 2.10 Übersicht nicht oraler hormoneller Verhütungsmittel

| Darreichungsform | Wirkstoff | Dosierung | Handelspräparat (Beispiel) |
|---|---|---|---|
| Transdermales Pflaster | Norgestromin<br>EE | 6 mg<br>0,6 mg | Evra® |
| Vaginalring | Etonogestrel<br>EE | 11,7 mg<br>2,7 mg | NuvaRing®, Cyclelle®, Gino-ring®, Setlona®, Veri-Aristo® |
| Intrauterinpessar | Levonorgestrel | 52 mg | Mirena®, Levosert® |
| Intrauterinpessar | Levonorgestrel | 13,5 mg | Jaydess® |
| Fertigspritze (i. m.) | Medroxyprogesteron-acetat (DMPA) | 150 mg | Depo-Clinovir®, Depo-Provera® |
| Fertigspritze (s. c.) | Medroxyprogesteron-acetat (DMPA) | 104 mg | Sayana® |
| Injektionslösung (i. m.) | Norethiseron-Enantat | 200 mg | Noristerat® |
| Implantat | Etonogestrel | 68 mg | Implanon NXT® |



mindestens 10 µg täglich [24]. Die Wirksamkeit ist vergleichbar mit einem oralen Gestagen-Mono-Präparat.

Jaydess® (Skyla® in den USA, Abb. 2.11) gibt bei einer Totalbeladung mit 13,5 mg jeden Tag initial 14 µg Levonorgestrel, später ca. 6 µg ab [25]. Das IUS bleibt drei Jahre in situ. Unter Jaydess® kommt es mit zunehmender Lagedauer zu weniger Ovulationen, was sich positiv auf das Risiko für Entstehung von Zysten auswirken kann. Jaydess® enthält einen Silberring. Jaydess® lässt sich leichter einlegen, verursacht dabei weniger Schmerzen und lässt sich im Ultraschall besser darstellen. Im Vergleich zu Mirena® ist die Amenorrhörate geringer bei ansonsten vergleichbaren Nebenwirkungen.

IUS eignen sich für Frauen, die nicht oral aber intrauterin verhüten möchten. Unter anderem ergeben sich Vorteile bei bestehender Dysmenorrhö oder Endometriose.

Vor dem Einsetzen einer Spirale bzw. IUS können Prostaglandine z. B. Misoprostol oder Progesteron-Rezeptor-Antagonisten wie Mifepriston gegeben werden. Die Zervix wird erweitert, wodurch das Einlegen einer IUP erleichtert und schmerzärmer wird [26].

## 2.9 Notfallkontrazeption

Die „Pille danach“ kann eingenommen werden, wenn es zu einer Verhütungspanne gekommen ist bzw. gar nicht verhütet wurde. Die oralen Methoden der Notfallkontrazeption, Levonorgestrel oder Ulipristalacetat als Einmalgabe, können bei korrekter Anwendung die Schwangerschaftsrate bei ungeschütztem Geschlechtsverkehr senken. In der Apotheke können wir mit Hilfe unserer Beratung das passende Mittel empfehlen und über die richtige Einnahme aufklären, um die beste Wirksamkeit zu gewährleisten. Stetig zunehmende Abgabezahlen, 808.000 Mal im Jahr 2017 [27] seit der OTC-Freigabe im März 2015 zeigen, dass die Apotheken hier eine wichtige Aufgabe übernommen haben. Geschultes Personal prüft die Notwendigkeit einer Notfallverhütung, ermittelt, welches

Notfallkontrazeptivum indiziert ist und verweist die Patientin falls nötig an einen Gynäkologen. Neben der „Pille danach" gibt es noch die „Spirale danach", die durch einen Arzt dann eingesetzt werden kann, wenn eine orale Notfallkontrazeption nicht indiziert ist.

### 2.9.1 Kundenfragen

**Fragen zur Notfallkontrazeption**

**Ist Notfallkontrazeption wie eine Abtreibung?**

- Nein, keine Sorge. Die „Pille danach" ist keine Abtreibungspille. Sie verhindert bzw. verzögert den Eisprung. So können bei ungeschütztem GV Spermien nicht auf eine befruchtungsfähige Eizelle treffen. Hat der Eisprung bereits stattgefunden, wirkt die „Pille danach" nicht mehr. In einem solchen Fall kann eine kupferhaltige Spirale das Einnisten einer befruchteten Eizelle verhindern. Eine bestehende Schwangerschaft wird in keinem Fall unterbrochen.

**Gibt es unterschiedliche „Pillen danach"?**

- Es gibt eine Pille mit dem Wirkstoff Levonorgestrel (z. B. PiDaNa® oder Levonoraristo®) und eine mit dem Wirkstoff Ulipristalacetat (EllaOne®). Die beiden Wirkstoffe können den Eisprung verhindern oder verschieben. Sie unterscheiden sich vor allem durch das Zeitfenster, in welchem sie nach ungeschütztem GV eingesetzt werden können. Aufgrund weiterer unterschiedlicher Eigenschaften, wird in einem persönlichen Beratungsgespräch in der Apotheke geklärt, welches Mittel am besten geeignet ist.

**Wie sicher wird eine Schwangerschaft verhindert?**

- Vorausgesetzt es hat noch kein Eisprung stattgefunden und die Einnahme erfolgt korrekt, liegt die Wirksamkeit für die „Pille danach" je nach Wirkstoff bei 55 bis 84 % [28]. Wird LNG innerhalb von 24 h nach dem ungeschütztem GV eingenommen werden ca. 2,5 von 100 Frauen schwanger. Bei der Einnahme von UPA nur 1 von 100 Frauen [29].

**Ich möchte für meine Freundin die „Pille danach" kaufen.**

- Ich kann gut verstehen, dass Sie Ihrer Freundin helfen möchten. Es ist aber wichtig, dass vor der Abgabe eine ausführliche und persönliche Beratung stattfindet, damit ich eine für Ihre Freundin passende Empfehlung geben kann. Kann Ihre Freundin nicht vorbeikommen? Oder kann ich mit ihr telefonieren?

**Ich bin erst 14. Darf ich die „Pille danach" einnehmen?**

- Die „Pille danach" darf grundsätzlich von allen Frauen im gebärfähigen Alter eingenommen werden. Wir können uns mal in Ruhe besprechen. Auf jeden Fall solltest Du auch noch einmal zum Arzt gehen.

**Ich kann doch nur am Tag des Eisprungs, also so um Tag 14 des Zyklus schwanger werden, oder? Vorher und nachher macht doch eine „Pille danach" gar keinen Sinn.**

- Das Zeitfenster innerhalb des Zyklus für eine Schwangerschaft beträgt immer mehrere Tage, da Spermien und Eizelle über einen längeren Zeitraum hinweg befruchtungsfähig bleiben. Da der Verlauf des Zyklus von Monat zu Monat schwanken kann, lässt sich die fruchtbare Zeit nicht sicher vorhersagen. Auch bei Verhütungspannen durch

Anwendungsfehler bei hormoneller Verhütung, ist der Zeitpunkt des Eisprungs nicht vorhersagbar. Aus diesen Gründen sollte zu fast jedem Zeitpunkt des Zyklus bei ungeschütztem GV eine Notfallkontrazeption in Erwägung gezogen werden.

**Ich hatte heute Nacht ungeschützten Geschlechtsverkehr, und ich glaube heute ist auch mein Eisprung. Kann ich noch eine Notfallkontrazeption einnehmen?**

- Da der Eisprung nicht mit 100%iger Sicherheit im Voraus berechnet werden kann, empfehle ich so kurz vor dem erwarteten Eisprung auf jeden Fall die Einnahme von UPA, wenn nichts Anderes dagegenspricht. Der Wirkstoff kann im Gegensatz zu LNG auch noch bis einige Stunden vor dem Eisprung diesen verschieben und so eine ungewollte Schwangerschaft verhindern. Zusätzlich empfehle ich Ihnen so bald wie möglich einen Frauenarzt aufzusuchen.

**Bitte eine weitere Packung EllaOne®. Ich musste mich erbrechen.**

- Wieviel Zeit ist denn nach der Einnahme der Tablette bis zum Erbrechen vergangen? Wenn Sie sich innerhalb der ersten 3 Stunden nach der Einnahme erbrochen haben, macht es Sinn, eine weitere Tablette einzunehmen. Dies sollte umgehend geschehen. Zur Verminderung von Übelkeit empfehle ich Ihnen, eine Kleinigkeit vor der Einnahme zu essen. Oder möchten Sie ein Medikament gegen Übelkeit einnehmen?

**Welche Nebenwirkungen gibt es?**

- Beide Wirkstoffe sind meist gut verträglich. Häufige Nebenwirkungen sind Kopfschmerzen, Übelkeit, Bauch- und Unterleibsschmerzen, schmerzhafte Menstruation, Erbrechen oder Spannungen in der Brust. Auftretendes Schwindelgefühl oder Müdigkeit können Ihr Reaktionsvermögen beeinträchtigen. Beachten Sie dies, wenn Sie ein Fahrzeug führen oder eine Maschine bedienen müssen.

**Was passiert mit meinem Zyklus nach der Einnahme?**

- Es kann sein, dass die Monatsblutung zum erwarteten Termin einsetzt. Dies kann aber auch bis zu 7 Tagen früher oder später geschehen. Manchmal auf noch später. Verspätet sich die Blutung um mehr als 7 Tage, suchen Sie bitte Ihren Frauenarzt auf. Suchen Sie Ihren Arzt auch dann auf, wenn die Blutung deutlich schwächer oder stärker ausfällt.

**Woher weiß ich, ob die „Pille danach" gewirkt hat?**

- Eine unerwünschte Schwangerschaft kann leider nicht zu 100 % verhindert werden. Die Durchführung eines Schwangerschaftstests empfehle ich Ihnen auf jeden Fall. Wenn Sie den Test drei Wochen nach der Einnahme durchführen, erhalten Sie ein sicheres Ergebnis.

**Was ist mit meiner normalen Pille?**

- Setzen Sie die Einnahme Ihrer üblichen Pille wie gewohnt fort. Allerdings sind Sie bis zum Eintreten Ihrer Periode nicht vor einer Schwangerschaft geschützt. Verhüten Sie bitte zusätzlich mit einer Barrieremethode.

**Bin ich jetzt für den Rest des Zyklus vor einer Schwangerschaft geschützt?**

- Nein, auf keinen Fall. Für den Rest des Zyklus müssen Sie mit einer nichthormonellen Methode verhüten, also am besten mit einem Kondom und zusätzlichem Spermizid. Nur das Anwenden einer Barrieremethode kann Sie auch vor sexuell übertragbaren Krankheiten schützen.

**Was ist, wenn ich schon schwanger bin?**

- Eine Anwendung ist in diesem Fall nicht sinnvoll und sollte vermieden werden. Bei versehentlicher Einnahme bei bestehender Schwangerschaft müssen Sie sich keine Sorgen um das Ungeborene machen.

**Ich stille zurzeit. Darf ich die „Pille danach" einnehmen?**

- Im Ausnahmefall spricht nichts gegen die Einnahme. Am besten eignet sich LNG, da der Wirkstoff nicht in die Muttermilch übergeht. Sie stillen am besten direkt vor der Einnahme und machen nach der Einnahme eine Stillpause von 8 Stunden. Kommt eine Anwendung von LNG nicht in Frage, müssen Sie entscheiden, ob Sie UPA einnehmen möchten. In dem Fall müssen Sie ein Stillpause von 8 Tagen einlegen. Das kann sehr belastend für Ihr Kind und Sie sein. Es ist auch möglich, einen Arzt aufzusuchen, um zu klären, ob eine kupferhaltige Spirale gelegt werden kann.

**Ich muss Medikamente einnehmen. Wirkt die „Pille danach" dann?**

- Medikamente, die die Bildung bestimmter Enzyme in der Leber verursachen, können die Wirksamkeit beider Notfallverhütungspillen herabsetzen. LNG und UPA dürfen außerdem nicht gleichzeitig angewendet werden. Welche Arzneimittel nehmen Sie denn genau ein? Ich prüfe gerne, ob es eine relevante Wechselwirkung gibt.

**Ich habe gehört, dass die Pille bei Übergewicht nicht wirkt. Stimmt das?**

- Es kann sein, dass die Wirksamkeit eingeschränkt ist. Das hängt vom Körpergewicht und vom ausgewählten Präparat ab. UPA scheint bei höherem Körpergewicht wirksamer zu sein als LNG.

**Kann ich die „Pille danach" im gleichen Zyklus zweimal einnehmen?**

- Das ist nicht empfehlenswert. Es gibt zwar kaum Sicherheitsbedenken, wenn die „Pille danach" innerhalb eines Monats ausnahmsweise wiederholt eingenommen werden muss, aber die Notfallverhütung kann eine dauerhafte Verhütung nicht ersetzen. Möchten Sie Informationen über Verhütungsmethoden die sicherer und besser verträglich sind?

**Ich habe die „Pille danach" schon mal eingenommen. Danach ging es mir so schlecht. Gibt es noch eine Alternative?**

- Sie können natürlich, falls angezeigt, den anderen oralen Wirkstoff versuchen. Falls Sie an Übelkeit litten, kann die gleichzeitige Einnahme eines Mittels gegen Übelkeit und Erbrechen sinnvoll sein. Eine weitere Alternative ist das Legen eine kupferhaltigen Spirale durch einen Gynäkologen. Diesen sollten Sie dann so schnell wie möglich aufsuchen.

**Ich hatte vor mehr als 5 Tagen ungeschützten GV. Was kann ich jetzt noch machen?**

- Wenden Sie sich bitte so schnell wie möglich an einen Gynäkologen. Eventuell kann durch das Legen einer kupferhaltigen Spirale das Einnisten einer befruchteten Eizelle verhindert werden.

## 2.9.2 Hintergrundinformationen

Seit März 2015 unterliegen die Wirkstoffe LNG mit 1,5 mg und UPA 30 mg für die Notfallkontrazeption nach ungeschütztem GV nicht mehr der Verschreibungspflicht und können rezeptfrei in der Apotheke erworben werden. Die steigenden Abgabezahlen bestätigen, dass dieses Angebot für Frauen wichtig ist. Die rezeptfreie Abgabe in der Apotheke ermöglicht eine unkomplizierte, schnelle Versorgung mit einem wichtigen Medikament, vor allem auch am Wochenende und nachts.

Die Versorgung mit einem Notfallkontrazeptivum sollte die Ausnahme sein, da sie eine dauerhafte Verhütung nicht ersetzen kann und auch nicht vor sexuell übertragbaren Krankheiten schützt. Eine persönliche Beratung in der Apotheke durch geschultes Personal ist daher unerlässlich, um festzustellen, ob eine Einnahme tatsächlich notwendig und sinnvoll ist.

Es gibt ausführliche Informationen zu einer angemessenen Beratung von der BAK in der Handlungsempfehlung „Rezeptfreie Abgabe von Notfallkontrazeptiva («Pille danach«)" und den zugehörigen Anhängen [30]. Auf diese möchte ich in Verbindung mit den aktuellen Fachinformationen ausdrücklich verweisen. Die Informationen der BAK werden in regelmäßigen Abständen aktualisiert (aktueller Stand 28.02.2018).

Für ein vertrauliches Gespräch in der Apotheke steht der Beratungsraum zur Verfügung. Um die Notwendigkeit der gewünschten Notfallkontrazeption zu ermitteln, sind evtl. intime Fragen nötig.

Ein Notfallkontrazeptivum verhindert bzw. verschiebt den Eisprung, wenn es zum passenden Zeitpunkt im Zyklus eingenommen wird. Eine Ovulation wird im Zyklus durch erhöhte LH-Spiegel ausgelöst. Ungefähr zwei Tage vor dem Eisprung beginnt der LH-Spiegel zu steigen (▸Kap. 2.5). Beide Wirkstoffe, LNG und UP, hemmen die Produktion von LH. Dadurch bleibt der LH-Peak aus und eine Ovulation wird verzögert. Zusätzlich wirkt UPA hemmend auf den Follikel und kann so einen Eiprung kurz vor der Ovulation verhindern. LNG wirkt nur dann, wenn es vor dem Anstieg des LH-Spiegels eingenommen wird. UPA hingegen kann auch noch bis kurz vor dem Eisprung bei bereits erhöhten LH-Spiegeln die Ovulation hemmen. Nach Erreichen des LH-Peaks kann auch UPA eine Ovulation nicht mehr verhindern.

Neben einer komplett fehlenden Verhütung oder dem Versagen einer Barrieremethode kommt es häufig durch Anwendungsfehler hormoneller Kontrazeption zu ungeschütztem GV. In diesen Fällen hängt das weitere Vorgehen vom zeitlichen Verlauf des Anwendungsfehlers ab (▸Kap. 3.1 und 3.2).

Um eine Ovulation erfolgreich zu unterdrücken, müssen hormonelle Verhütungsmittel an sieben aufeinander folgenden Tagen korrekt angewendet werden. Damit es nach den sieben Tagen nicht doch noch zu einer Ovulation kommen kann, werden die Hormone nach dem üblichen 28-Tage-Schema weiter eingenommen.

Wird die Einnahme einer KOK länger als zwölf Stunden vergessen und erfolgt ungeschützter GV, kann das weitere Vorgehen in Abhängigkeit von der Woche des Zyklus abhängig gemacht werden (◘ Tab. 3.1). Das geringste Restrisiko für eine unerwünschte Schwangerschaft besteht allerdings, wenn unabhängig von der Zykluswoche in jedem Fall eine Notfallkontrazeption empfohlen wird.

Bei rein gestagen-haltigen Pillen ist es auch empfehlenswert, eine Notfallkontrazeption bei verspäteter Einnahme der Pille zu jeder Phase des Zyklus, aber vor allem in der ersten Woche anzuwenden. Für Minipillen gilt eine Einnahme bis auf drei Stunden genau, für estrogenfreie Ovulationshemmer bis auf zwölf Stunden genau, als korrekt.

Für Hormonpflaster und -ringe ist immer dann eine Notfallkontrazeption nötig, wenn die Hormonzufuhr durch Anwendungsfehler zu lange unterbrochen wurde (◘ Tab. 3.3 und 3.4).

Nach Anwendung von LNG oder UPA sollte die Patientin sich wie folgt verhalten bzw. sind folgende Informationen empfehlenswert:

- Verhalten bei Erbrechen innerhalb der ersten drei Stunden: die Einnahme muss wiederholt werden.
- Die wichtigsten unerwünschten Wirkungen:
  - Übelkeit (Einnahme **nicht** auf nüchternen Magen),
  - Kopfschmerzen,
  - Unterleibsschmerzen, Menstruationsschmerzen,
  - Schwindelgefühl oder Stimmungsschwankungen.
- Hinweise zum weiteren Verlauf des Zyklus (veränderte Periode, weitere Anwendung hormoneller Kontrazeption, etc.):
  - Verschiebung der Regelblutung um mehrere Tage (früher oder später).
  - Bei Verzögerung um mehr als sieben Tage wird die Durchführung eines Schwangerschaftstests empfohlen und/oder der Besuch bei einem Gynäkologen.
- Zeitpunkt der Durchführung eines Schwangerschaftstests:
  - Eine Schwangerschaft wird nicht in jedem Fall verhindert.
  - Nach Zyklusende bzw. drei Wochen nach der Einnahme soll ein Schwangerschaftstest durchgeführt werden, auch wenn die Monatsblutung bereits eingetreten ist.
- Es besteht kein Verhütungsschutz für den weiteren Zyklus; auch nicht, wenn weiter regelmäßig hormonell verhütet wird.
  - Unbedingt mit einer Barrieremethode für den restlichen Zyklus verhüten.
- Es besteht kein Schutz vor sexuell übertragbaren Krankheiten.
- Hinweise auf Beratungsstellen bzw. wann ein Arzt aufgesucht werden sollte.

Bei der Auswahl des Wirkstoffs bei einer notwendigen Notfallkontrazeption wird berücksichtigt, wie lange der ungeschützte GV zurückliegt und welche individuellen Parameter der Patientin für oder gegen die Anwendung eines bestimmten Notfallkontrazeptivums sprechen.

Der tabellarische Vergleich der BAK aus dem Anhang 1 der Leitlinie „Pille danach" bietet hier eine gute Übersicht (○ Abb. 2.12).

Neben den absoluten Kontraindikationen für beide Wirkstoffe wie Schwangerschaft und Überempfindlichkeit gegen den Wirkstoff, sind relative Kontraindikation für die Auswahl der Methode bzw. die Grenzen der Selbstmedikation zu beachten (▸ Kasten).

### Grenzen der Selbstmedikation / Verweis an den Arzt

**Kriterien nach BAK-Leitlinie**

- Ungeschützter GV vor mehr als 120 Stunden
- Akute gesundheitliche Probleme, die eine Kontraindikation darstellen bzw. die Sicherheit oder Wirksamkeit der Notfallkontrazeption beeinträchtigen können
- Wenn eine Anwendung nicht in Frage kommt (Interaktionen, Unverträglichkeiten)
- Hinweise auf Risiko für sexuell übertragbare Krankheiten
- Vermutung einer bestehenden Schwangerschaft
- Forensisch relevante Hinweise, Verdacht auf Gewalttat
- Weitergehende Fragen und Unsicherheiten seitens der Patientin

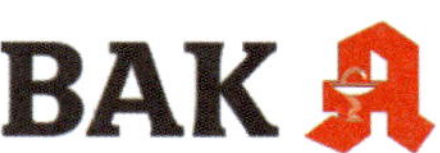


**Anhang 1**
**Notfallkontrazeptiva Levonorgestrel (LNG) und Ulipristalacetat (UPA) im Vergleich***

| Arzneistoff (Wirkstoffklasse) | **Levonorgestrel** (Gestagen) | **Ulipristalacetat** (Progesteron-Rezeptormodulator) |
|---|---|---|
| In Deutschland im Handel befindliche Präparate (Stand Februar 2018) | Levonoraristo® 1,5 mg, Levonorgestrel STADA 1,5 mg, Navela® 1,5 mg, Pidana® 1,5 mg, Postinor® 1500 µg, unofem HEXAL® 1,5 mg | ellaOne® 30 mg |
| Wirkungsmechanismus | Verhinderung des LH-Anstiegs und somit des Eisprungs. | Verhinderung oder Verschiebung des Eisprungs, auch wenn LH-Anstieg bereits erfolgte. |
| Einnahme | So früh wie möglich und bis zu **72 Std. (3 Tage)** nach ungeschütztem Geschlechtsverkehr bzw. Versagen der Kontrazeption. | So früh wie möglich und bis zu **120 Std. (5 Tage)** nach ungeschütztem Geschlechtsverkehr bzw. Versagen der Kontrazeption. |
| Warnhinweise | Nach der Einnahme kann die folgende Menstruationsblutung einige Tage früher (wahrscheinlicher bei LNG) oder später (wahrscheinlicher bei UPA) als erwartet auftreten. Bei Ausbleiben der Menstruationsblutung von mehr als 7 Tagen ist ein Gynäkologe/eine Gynäkologin aufzusuchen. | |
| Nebenwirkungen | Sehr häufig (> 1/10) bei LNG und häufig (≥ 1/100 bis < 1/10) bei UPA verspätete Menstruation (> 7 Tage), stärkere Menstruation, Schmier- und unregelmäßige Blutungen, Schwindel, Kopfschmerzen, Spannungsgefühl in der Brust, Übelkeit, Schmerzen im Unterbauch. Häufig (≥ 1/100 bis < 1/10) Erbrechen. | |
| | | UPA: Zusätzlich häufig affektive Störungen. Weitere gelegentliche (u. a. Sehstörungen) und seltene Nebenwirkungen von UPA siehe aktuelle Fach- und Gebrauchsinformation* |
| Interaktionen | Die gleichzeitige Gabe von CYP3A4-Induktoren (z. B. Rifampicin, Phenytoin, Phenobarbital, Carbamazepin, Johanniskraut/Hypericin, Ritonavir, Efavirenz) kann zu einer verringerten Wirksamkeit führen und wird deshalb nicht empfohlen.* In diesen Fällen (Einnahme von enzyminduzierenden Arzneimitteln innerhalb der letzten 4 Wochen) sollte auf die Möglichkeit zur Einlage einer Kupferspirale hingewiesen werden. Diese stellt die sicherste Form der Notfallkontrazeption dar. Für Frauen, die keine Kupferspirale verwenden können oder möchten, ist die Einnahme einer doppelten Dosis Levonorgestrel (d.h. zwei Tabletten zusammen eingenommen [3000 Mikrogramm] innerhalb von 72 Stunden nach dem ungeschützten Verkehr) eine Alternative. | |

erstellt von: 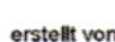 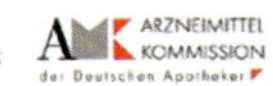


**Abb. 2.12** Anhang 1: Notfallkontrazeptiva LNG und UPA im Vergleich

| | | |
|---|---|---|
| Stillzeit | LNG tritt in die Muttermilch über;<br>empfohlene Stillpause: 8 Stunden. | UPA tritt in die Muttermilch über;<br>empfohlene Stillpause: 1 Woche. |
| Kontraindikation | Überempfindlichkeit gegen den Wirkstoff | |
| Weitere Vorsichtsmaßnahmen | Bei schweren Leberfunktionsstörungen wird die Anwendung von LNG und UPA nicht empfohlen. In diesen Fällen sollte auf die Möglichkeit zur Einlage einer Kupferspirale zur Notfallverhütung hingewiesen werden.<br>Eine wiederholte Anwendung von LNG oder UPA innerhalb desselben Menstruationszyklus wird nicht empfohlen. Sie sollte wegen der unerwünscht hohen Hormonbelastung für die Patientin und möglicher schwerer Zyklusstörungen unterbleiben. | |
| | Nach Einnahme von PiDaNa® 1,5 mg# wurde über wenige Fälle von thromboembolischen Ereignissen berichtet. Die Möglichkeit des Auftretens sollte bei Frauen mit anderen vorbestehenden Risikofaktoren, insbesondere Hinweisen auf eine Thrombophilie in der eigenen oder Familiengeschichte, bedacht werden. | Die Anwendung bei Frauen mit schwerem Asthma, die durch die Einnahme von Glucocorticoiden behandelt werden, wird nicht empfohlen. |
| Auswirkungen auf eine bestehende Schwangerschaft | Führt in einer Dosierung von 1,5 mg nicht zum Abbruch einer bestehenden Schwangerschaft. | Führt in einer Einzeldosis von 30 mg nicht zum Abbruch einer bestehenden Schwangerschaft. |

*) Weitere Angaben finden sich in den jeweils gültigen Produktinformationen (Fach- und Gebrauchsinformationen), auf die ausdrücklich hingewiesen wird.
#) In den aktuellen Fachinformationen von Navela® (Stand 10/2016), Postinor® (Stand 11/2016) und unofem HEXAL® (Stand 10/2016), je 1,5 mg Levonorgestrel, finden sich keine Ausführungen zu thromboembolischen Ereignissen.

**Abb. 2.12** Anhang 1: Notfallkontrazeptiva LNG und UPA im Vergleich (Fortsetzung)

## Zeitpunkt ungeschützter GV und Wirksamkeit

Liegt der ungeschützte GV bis zu 72 Stunden zurück, kann LNG angewendet werden. Sind bis zu 120 Stunden vergangen, ist UPA noch wirksam. Liegt der ungeschützte GV mehr als 120 Stunden (5 Tage) zurück, kann eine Notfallspirale durch einen Gynäkologen gelegt werden, um das Einnisten einer befruchteten Eizelle zu verhindern.

Je früher das Notfallkontrazeptivum eingenommen wird, desto wirksamer ist es. Daher ist eine Einnahme innerhalb der ersten zwölf Stunden sehr empfehlenswert. Die Schwangerschaftsrate bei ungeschütztem GV ohne Notfallkontrazeption liegt pro Zyklus bei bis zu 8 % [28]. UPA übertrifft während des gesamten Zeitrahmens die Wirksamkeit von LNG (Tab. 2.11). UPA kann auch bei bereits erhöhtem LH-Spiegel den Eisprung noch verschieben bzw. verhindern. Dies kann LNG nicht.

Am wirksamsten ist eine kupferhaltige Spirale als Notfallkontrazeption, für die aber ein Arzt aufgesucht werden muss.

**Tab. 2.11 Schwangerschaftsrate für Notfallkontrazeption [20, 29]**

| Schwangerschaftsrate nach | 24 h | 72 h | 120 h |
|---|---|---|---|
| UPA 30 mg | 0,9 % | 1,4 % | 1,3–1,6 % |
| LNG 1,5 mg | 2,5 % | 2,2 % | Keine Anwendung |
| Cu-IUP mit > 300 $mm^2$ | 0,1–0,2 % | 0,1–0,2 % | 0,1–0,2 % |

## Nebenwirkungen

Das Profil ist für beide oralen Methoden vergleichbar. LNG scheint etwas mehr Übelkeit (5 %) und Erbrechen (3 %) zu verursachen als UPA (Erbrechen 1–2 %). Die gleichzeitige Einnahme von Antiemetika sollte nur in Ausnahmefällen erwogen werden.

Insgesamt scheint UPA weniger häufig zu Nebenwirkungen zu führen. UPA kann allerdings im Gegensatz zu LNG zusätzlich häufig affektive Störungen, wie z. B. Stimmungsschwankungen, Angst, emotionale Störungen oder Hyperaktivitätsstörungen hervorrufen.

Eine Notfallspirale verursacht in der Regel keine weiteren Nebenwirkungen, außer vielleicht Schmerzen beim Einlegen (▸ Kap. 2.4).



## Kontraindikationen bzw. Vorsichtsmaßnahmen

Beide Wirkstoffe sind kontraindiziert bei Vorliegen schwerer Leberfunktionsstörungen. Hier sollte auf die Möglichkeit der Notfallspirale verwiesen werden. Schwere Malabsorptionssyndrome (z. B. M. Crohn) können die Wirksamkeit der Wirkstoffe einschränken.

Die Einnahme von UPA wird nicht empfohlen bei Frauen mit schwerem Asthma, die orale Glucocorticoide anwenden.

Das Thromboserisiko ist bei Frauen ohne weitere Risikofaktoren nicht nachweislich erhöht (▸ Kap. 4.1). Bei hohem vaskulären Risiko sollte die Patientin an den Arzt verwiesen werden, um die Notfallspirale zu erwägen.

Obwohl keine Sicherheitsbedenken gegen die mehrmalige Anwendung einer Notfallkontrazeption im gleichen Zyklus bestehen, empfiehlt die BAK aufgrund unerwünscht hoher Hormonbelastung KEINE Mehrfachanwendung im gleichen Zyklus.

## Wechselwirkungen

Die gleichzeitige Anwendung von CYP3A4-Induktoren innerhalb der letzten vier Wochen kann zu einer verringerten Wirksamkeit beider Wirkstoffe führen (▸ Kap. 4.4). In diesen Fällen sollte auf die Möglichkeit der Einlage einer Kupferspirale hingewiesen werden. Eine Alternative stellt die Einnahme von zwei Tabletten LNG (insg. 3 mg) innerhalb von 72 Stunden dar. Diese Möglichkeit ist in der Fachinformation beschrieben [31].

Beispiele für problematische Arzneistoffe:

- Rifampicin
- Phenytoin
- Phenobarbital
- Carbamazepin
- Johanniskraut/Hypericin
- Ritonavir, Efavirenz

UPA kann die Wirksamkeit kombinierter und gestagenhaltiger hormoneller Verhütung beeinträchtigen. Die Anwendung einer Barrieremethode zur Verhütung bis zur nächsten Blutung ist auch deswegen sehr wichtig.

Die gleichzeitige Anwendung von LNG als Notfallverhütung und UPA wird nicht empfohlen.

### Körpergewicht

Die Daten- bzw. Studienlage zum Einfluss des Körpergewichts auf die Wirksamkeit der „Pille danach" ist unklar.

Beide Wirkstoffe werden von der EMA unabhängig vom Körpergewicht als geeignet betrachtet.

Die DGGEF und der BVF erklärten 2014 gemeinsam, dass bei LNG ab 75 kg Körpergewicht bzw. ab einem BMI von über 25 kg/m$^2$ eine Abschwächung der Wirksamkeit angenommen werden sollte. Bei UPA scheint eine Abschwächung erst ab 90 kg aufzutreten.

Das Körpergewicht sollte in der Beratung erfragt werden, ggf. ein BMI berechnet werden und entsprechend bei der Empfehlung der Notfallverhütung berücksichtigt werden (◘ Tab. 2.12).

**◘ Tab. 2.12 Auswahl Notfallkontrazeption unter Berücksichtigung des Körpergewichts [28]**

| Körpergewicht | Konsequenz |
|---|---|
| > 70 kg | Eingeschränkte Wirkung von LNG 1,5 mg → UPA 30 mg empfehlen |
| > 90 kg | Eingeschränkte Wirkung UPA 30 mg → Verweis an den Arzt, Erwägung „Spirale danach" |

### Kosten

Üblicherweise erwirbt die Patientin die „Pille danach" auf eigene Kosten.

Patientinnen unter 22 Jahren könne die „Pille danach" zu Lasten der gesetzlichen Krankenkassen vom Arzt verordnet bekommen. Für Frauen über 18 Jahre fällt eine Rezeptgebühr an.

LNG-haltige Präparate sind am günstigsten, während eine kupferhaltige Spirale am teuersten ist (◘ Tab. 2.13).

**◘ Tab. 2.13 Kosten Notfallkontrazeption (ABDA Datenbank Juli 2019)**

| Notfallkontrazeption | Kosten | Präparat |
|---|---|---|
| LNG 1,5 mg | Ca. 16–18,50 Euro | z. B. PiDaNa®, Levonoraristo®, Postinor®, Unofem®, Hexal® |
| UPA 30 mg | Ca. 35 Euro | EllaOne® |
| Kupferhaltige Spirale | Ca. 180 Euro | GyneFix® |

### Abgabe an Minderjährige

In ihrer Leitlinie zur „Pille danach" verweist die BAK auf eine besondere Sorgfaltspflicht bei der Abgabe von Notfallkontrazeption an Minderjährige und damit auch auf ihr Merkblatt „Abgabe von Arzneimitteln in der Apotheke an Kinder".

Es existieren keine Altersbeschränkungen für die Anwendung von Notfallkontrazeption. LNG und UPA sind für „alle Frauen im gebärfähigen Alter" zugelassen.

Ist die in der Apotheke um Rat suchende Patientin laut Selbstauskunft minderjährig, wird empfohlen, schriftliche Aufzeichnungen über die Beratung anzufertigen. Zusätzlich sollte immer ein anschließender Arztbesuch empfohlen werden.

Die Abgabe von Notfallkontrazpetiva an Mädchen unter 14 Jahren sollte nicht ohne Einverständnis der Eltern erfolgen. In so einem Fall muss das Mädchen einen Arzt aufsuchen, am besten mit einem Erziehungsberechtigten.

### Besondere Umstände

Entsteht während der Beratung der Eindruck, die Frau könnte ein Opfer einer Gewalttat geworden sein, sollte sehr sensibl auf existierende Beratungsangebote hingewiesen werden bzw. auf die Notwendigkeit eines Arztbesuchs. Die Abagbe der „Pille danach" sollte aber aus diesem Grund nicht verzögert werden.

Es ist sinnvoll, sich zu überlegen, welche Angebote es im jeweiligen Gebiet der Apotheke gibt und eine schriftliche Information zur Weitergabe in der Apotheke vorrätig zu halten. Auf die Möglichkeit der anonymen bzw. anzeigeunabhängigen Spurensicherung nach einer sexuellen Gewalttat sollte hingewiesen werden.

Mögliche Beratungsstellen sind z. B.

- Frauen gegen Gewalt,
- Terre des femmes,
- Frauen-Notruf,
- Hilfetelefon Gewalt gegen Frauen,
- Weißer Ring
- sowie weitere evtl. örtlich vorhandene Stellen.

Beratungsstellen können auch kontaktiert werden, sollte die Frau Beratung zu einer ungewollt eingetretenen Schwangerschaft benötigen.

# 3 Richtige Anwendung

## 3.1 Korrekte Anwendung oraler Präparate

Hinsichtlich der korrekten Anwendung gibt es bei Verhütungsmitteln einiges zu beachten. Bei den oralen Präparaten kann es durch Vergesslichkeit zu Verschiebungen der Einnahme kommen. Manche Frauen nehmen die Pille für mehrere Monate ohne Pause durch. Vielleicht muss auch das Präparat mal gewechselt werden. Da es viele unterschiedliche Präparate gibt, sind die im Internet zu findenden Informationen für Frauen evtl. irreführend. In jedem Fall ist die Apotheke ein kompetenter Anlaufpunkt, wo Frauen Antworten auf ihre Fragen erhalten können.

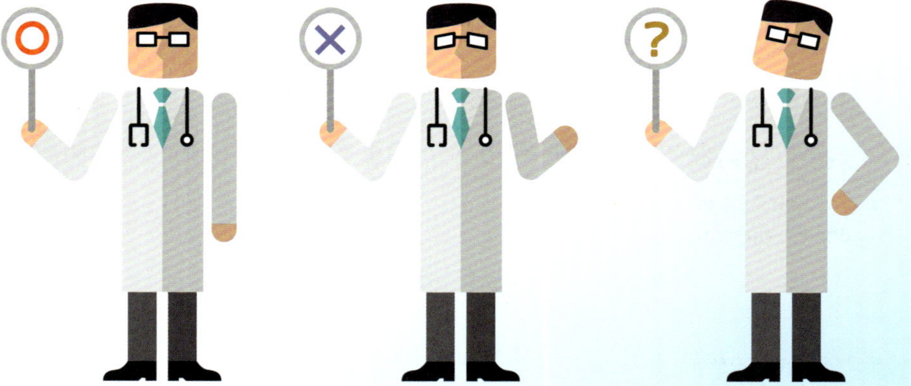


**Abb. 3.1** Fehler können bei der Einnahme auftreten.

## 3.1.1 Kundenfragen

### Fragen zur korrekten Einnahme

**Wieso wird eine siebentägige Pause bei der Pille gemacht?**

- Die Einnahme der Hormone soll möglichst den natürlichen Zyklus nachahmen. Durch die Pause soll es nach meist 21-tägiger Einnahme zu einer sog. Abbruchblutung kommen. Sie kommt durch das Absinken der Hormonspiegel zustande. Insgesamt ist der Zyklus dann 28 Tage lang. Bei neueren Präparaten gibt es schon einen Einnahmerhythmus, bei dem nach 24 Tagen Einnahme nur noch vier Tage pausiert wird (z. B. YAZ®).

**Besteht der Schutz auch während der siebentägigen Pause?**

- Sofern die Tabletten in den vorherigen 21 Tagen korrekt eingenommen wurden, besteht der empfängnisverhütende Schutz auch in der Pause.

**Wieso gibt es bei meiner Pille keine Einnahmepause?**

- Manche Präparate enthalten 28 Tabletten pro Zyklus. Dabei sind dann einige Tabletten am Ende des Zyklus (Tag 22 bis 28 oder Tag 25 bis 28, je nach Präparat) sog. Placebos, d. h. sie enthalten keinen Wirkstoff. So müssen Sie die Tage während der Pause nicht zählen und verpassen den ersten Tag für den Beginn des nächsten Blisters nicht. Auch die Minipillen, die nur Gestagene enthalten, werden durchgehend ohne Pause eingenommen.

**Wieso sind im Blister meiner Pille Tabletten mit unterschiedlichen Farben?**

- Bei sog. Mehrstufen- oder Mehrphasenpräparaten werden im Zyklus unterschiedlich dosierte Tabletten eingenommen. Damit die Einnahme für Sie übersichtlicher ist, haben die Tabletten unterschiedliche Farben, je nach Zusammensetzung.

**Was ist, wenn die Blutung länger als die Pause andauert?**

- Das macht nichts. Beginnen Sie wie vorgeschrieben nach der Pause wieder mit der Einnahme.

**Ist es egal, zu welcher Uhrzeit ich die Pille einnehme?**

- Prinzipiell ist es egal. Die Tabletten müssen nur regelmäßig jeden Tag zur gleichen Uhrzeit eingenommen werden. Wählen Sie daher einen Einnahmezeitpunkt, an dem Ihnen die zuverlässige und regelmäßige Einnahme am leichtesten fällt.

**Wann beginne ich am besten mit der Einnahme meiner neuen Pille?**

- Wenn Sie zurzeit nichthormonell verhüten, beginnen Sie am besten am ersten Tag der Regelblutung mit der Einnahme.

**Ich wechsle auf eine andere Pille. Wie mache ich das?**

- Das kommt auf den Typ der Pillen an. Ich muss genau wissen, welche Pille Sie zurzeit einnehmen und welche neue Pille verordnet wurde. Üblicherweise nehmen Sie die erste Tablette nach der siebentägigen Pause bzw. nach Einnahme der letzten wirkstofffreien Tablette (Placebo) ein, wenn Sie von einem kombinierten oralen Präparat auf ein anderes kombiniertes orales wechseln. Vorausgesetzt, im vorherigen Zyklus

3

verlief die Einnahme korrekt, besteht in diesem Fall ein Schutz vom ersten Tag an. Alle anderen Fälle sind etwas spezieller. Da sollten wir mal genauer nachsehen, um welche Präparate es sich handelt.

**Ich habe vergessen, meine Pille pünktlich zu nehmen. Kann ich die Einnahme nachholen?**

- Kommt ganz auf den Typ der Pille und die Verzögerung an. Bei einer kombinierten Pille können Sie die Einnahme in der Regel noch innerhalb von zwölf Stunden nachholen. Bei einer Minipille können Sie die Einnahme innerhalb von drei Stunden nachholen. Bei den estrogenfreien Ovulationshemmern (besondere Minipille) kann die Einnahme auch innerhalb von zwölf Stunden nachgeholt werden. Holen Sie die Einnahme in jedem Fall so schnell wie möglich nach. Zur Sicherheit überprüfen Sie bitte immer die Angaben im Beipackzettel. Es gibt da schon mal Unterschiede je nach Präparat. Für Qlaira® gelten besondere Regeln.

**Ich habe meine Pille vergessen und dann nicht innerhalb der Zwölf-Stunden- bzw. Drei-Stunden-Frist eingenommen. Besteht der Empfängnisschutz noch?**

- Leider besteht der Empfängnisschutz nicht mehr sicher. Sicherheitshalber sollten Sie für die nächsten sieben Tage zusätzlich mit einer Barrieremethode verhüten. Im Einzelnen kommt es darauf an, in welcher Zykluswoche und wie viele Tabletten vergessen wurden, um eine genauere Aussage zu machen. Holen Sie die Einnahme der vergessenen Pille so schnell wie möglich nach, auch wenn Sie dadurch zwei Tabletten gleichzeitig einnehmen müssen. Bei Qlaira® muss neun Tage lang zusätzlich verhütet werden (Besonderheiten zum Nachholen der Einnahme beachten).

**Ich habe mich erbrochen. Muss ich nun die Einnahme wiederholen?**

- Sollten Sie sich drei bis vier Stunden nach der Einnahme erbrechen oder an Durchfall leiden, ist ein Empfängnisschutz nicht mehr gewährleistet, weil die Aufnahme der Wirkstoffe aus dem Magen-Darm-Trakt evtl. noch nicht abgeschlossen war. Sie sollten so schnell wie möglich innerhalb der vorgesehenen Zeit die Einnahme wiederholen. Dafür entnehmen Sie diese zusätzliche Pille bitte passend (aus der richtigen Woche bei Mehrphasenpräparaten) aus einem Ersatzblister oder bei Einphasenpräparaten auch vom Ende des aktuellen Blisters. Bei einer Minipille, die auf drei Stunden genau eingenommen werden muss, sollte trotz wiederholter Einnahme zusätzlich für sieben Tage mit einer Barrieremethode verhütet werden. Hatten Sie in den vorangegangenen sieben Tage GV, so kann es möglichweiser zu einer Schwangerschaft gekommen sein. Bitte beachten Sie die Angaben im Beipackzettel.

**Ich habe aus Versehen nach der Pause verspätet mit dem neuen Blister begonnen. Muss ich zusätzlich verhüten?**

- Sie sollten auf jeden Fall für sieben Tage zusätzlich verhüten. Hatten Sie in den vorangegangenen sieben Tage GV, so kann es möglichweiser zu einer Schwangerschaft gekommen sein. Sollten Sie die Einnahme für mehr als fünf Tage vergessen haben, besteht für den gesamten Zyklus kein Empfängnisschutz, d.h. Sie müssen für den gesamten Zyklus zusätzlich verhüten. Bei Qlaira® müssen Sie für neun Tage zusätzlich verhüten.

**Ich habe gestern vergessen meine Pille zu nehmen und davor hatte ich GV. Ist es möglich, dass ich schwanger geworden bin?**

- Ja, das ist möglich, wenn Sie die Pilleneinnahme nicht in der vorgesehenen Zeit nachgeholt haben. Das Risiko einer Schwangerschaft steigt mit der Anzahl der vergessenen Tabletten.

**Ich hatte vorher eine Gestagen-Spritze. Nun steige ich auf eine Minipille um. Wann muss ich mit der Einnahme beginnen?**

- Sie beginnen mit der Einnahme an dem Tag, an dem normalerweise die Spritze fällig gewesen wäre. Zusätzlich müssen Sie während der ersten sieben Tage mit einer Barrieremethode verhüten. Das Gleiche gilt auch bei der Umstellung von einem Gestagen-Implantat bzw. einer Spirale. Sie beginnen am Tag der Entfernung des Implantats bzw. der Spirale.

**Ich habe gehört, man kann die Pille ohne Pause durchnehmen. Stimmt das?**

- Ja, das ist prinzipiell möglich. Um beispielsweise auf einer Reise die Monatsblutung zu verschieben, kann man ohne Pause zwei Blister der Pille durchnehmen. Danach sollte aber wieder einer Pause gemacht werden. Eine noch längere ununterbrochene Einnahme sollte vorher mit dem Arzt abgesprochen werden.

**Was ist ein Langzyklus?**

- Bei einem Langzyklus wird die Pille verlängert eingenommen, d. h. mehrere Blister ohne Pause am Stück. Nach einer bestimmten Anzahl an Blistern, die vom Arzt festgelegt wird, erfolgt eine siebentägige Pause, damit es zu einer Abbruchblutung kommt. Üblicherweise werden drei bis vier Blister am Stück eingenommen. Je länger der Langzyklus ist, desto wahrscheinlicher ist es, dass in der Pause die Blutung ausbleibt.

**Was versteht man unter Langzeiteinnahme?**

- Die Langzeiteinnahme eines oralen Kontrazeptivums kann über zwölf Monate oder länger erfolgen. Dieser von der Norm abweichende Einnahmezyklus sollte aber nur nach Rücksprache mit dem Arzt in besonderen Fällen angewendet werden.

3

## 3.1.2 Hintergrundinformationen

Üblicherweise wird bei Neubeginn ohne vorherige hormonelle Verhütung die Einnahme der oralen Präparate am ersten Tag des Zyklus, also dann, wenn die Blutung einsetzt, begonnen. Abweichend davon kann die Einnahme bei den kombinierten Einphasenpräparaten auch an Tag 2 bis 5 begonnen werden. Dann muss für die ersten sieben Tage zusätzlich verhütet werden. Bei einer Einnahme ab Tag 6 muss für den gesamten Zyklus zusätzlich mit einer Barrieremethode verhütet werden. Die Information zum späteren Beginn der Einnahme ist nicht bei allen Produkten gleicher Zusammensetzung im Beipackzettel zu finden. Zur Sicherheit sollte in der Apotheke die Fachinformation konsultiert werden, bevor die Empfehlung gegeben werden kann.

Bei einer reinen Minipille beginnt die Einnahme am ersten Tag des Zyklus. Bei verspäteter Einnahme muss für sieben Tage zusätzlich verhütet werden. Bei estrogenfreien Ovulationshemmern ist unter Umständen (siehe jeweilige Fachinformation) auch ein Einnahme-Beginn zwischen Tag 2 bis 5 mit zusätzlicher Verhütung während der ersten sieben Tage möglich.

Bei einem Wechsel von einer anderen hormonellen Verhütung finden sich die Informationen in der Fachinformation wieder. Folgende Varianten sind beschrieben:

1. Wechsel zwischen zwei kombinierten Methoden (KOK, Vaginalring, Verhütungspflaster):
   **Von oral:** die Einnahme sollte am Tag nach Einnahme der letzten wirkstoffhaltigen Tablette beginnen. Alternativ spätestens am 1. Tag nach der üblichen Pause bzw. der Einnahme der Placebo-Tabletten.
   **Von nicht oral:** bei Wechsel von Pflastern oder Ringen beginnt die Einnahme am Tag der Entfernung des letzten Pflasters/Rings oder spätestens am Tag, an dem die nächste Applikation fällig wäre.
2. Wechsel von KHK auf eine Minipille:
   **Von oral:** die Einnahme beginnt bei vorherigen oralen Präparaten unmittelbar nach der Einnahme der letzten wirkstoffhaltigen Tablette. Es wird keine Pause gemacht. Es ist keine zusätzliche Verhütung notwendig. Bei einer verspäteten Einnahme bis spätestens am Tag nach der siebentägigen Pause muss in den ersten sieben Tagen eine zusätzliche Barrieremethode zur Verhütung angewendet werden.
   **Von nicht oral:** die Einnahme beginnt am Tag der Entfernung eines Pflasters oder Vaginalrings. Es ist keine zusätzliche Verhütung notwendig. Bei einer Einnahme bis spätestens am Tag nach der siebentägigen Pause muss in den ersten sieben Tagen eine zusätzliche Barrieremethode zur Verhütung angewendet werden.
3. Wechsel von KHK auf einen estrogenfreien Ovulationshemmer:
   **Von oral und nicht oral:** die Einnahme beginnt vorzugsweise bei vorherigen oralen Präparaten unmittelbar nach der Einnahme der letzten wirkstoffhaltigen Tablette oder am Tag der Entfernung des Vaginalrings oder Pflasters. In diesen Fällen ist die Anwendung einer zusätzlichen Verhütungsmethode nicht notwendig.
   Die Einnahme kann auch spätestens am Tag nach dem üblichen anwendungsfreien bzw. Placebo-Intervall der bisherigen kombinierten Methode beginnen. Dann ist jedoch in den ersten sieben Tagen zur Sicherheit eine zusätzliche Barrieremethode zur Verhütung empfehlenswert.
4. Wechsel zwischen zwei rein gestagenen Präparaten:
   **Von oral:** bei Wechsel von einem oralen Präparat auf das andere kann an jedem beliebigen Tag ohne Einnahmepause gewechselt werden. Dann sind keine zusätzlichen Verhütungsmaßnahmen notwendig.
   **Von nicht oral:** bei Umstellung von einer nicht oralen Methode beginnt die Einnahme des neuen oralen Präparats am Tag der Fälligkeit bzw. der Entfernung der Methode. Die Anwendung einer Barrieremethode zur Verhütung ist für die ersten sieben Tage notwendig.
5. Wechsel von rein gestagenen Präparaten (Minipille inkl. estrogenfreier Ovulationshemmer, Implantat, Injektion, IUS) auf KOK:
   **Von oral:** bei Wechsel von einem oralen rein gestagenen Produkt, kann an jedem beliebigen Tag umgestellt werden.
   **Von nicht oral:** bei einem Wechsel von einem nicht oralen Präparat beginnt die Einnahme der KOK am Tag der Fälligkeit bzw. Entfernung der Methode.

In beiden Fällen muss während der ersten sieben Tage zusätzlich mit einer Barrieremethode verhütet werden.

6. Bei Wechsel von KOK auf ein nicht orales gestagenhaltiges Produkt:
   Es muss darauf geachtet werden, dass ein kontinuierlicher Empfängnisschutz besteht. So sollte die Anwendung innerhalb der sieben Tage der Pause bzw. des Placebo-Intervalls beginnen. Eine Dreimonatsspritze wird z. B. während Tag 1 bis 7 des pillenfreien bzw. Placebo-Intervalls gespritzt. Der Arzt wird den passenden Termin mit der Patientin festlegen.

Eine Ausnahme ist in jedem Fall Qlaira®. Es handelt sich um ein sog. Vierphasenpräparat mit dem natürlichen Estrogen Estradiolvalerat in Kombination mit Dienogest. Das Einnahmeschema ist kompliziert (Abb. 3.2).

Der Beginn der Einnahme von Qlaira® erfolgt am ersten Tag der Regelblutung, sofern vorher keine hormonellen Verhütungsmittel angewendet wurden. Bei Umstellung von einem anderen Präparat bzw. einer anderen Methode gelten die oben beschriebenen Vorgehensweisen. Jedoch muss eine notwendige zusätzliche Verhütung immer für neun Tage angewendet werden.

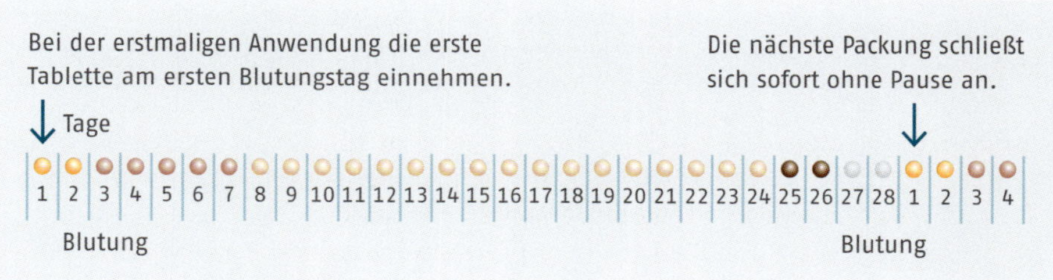


**Abb. 3.2** Einnahmeschema Qlaira®

Wird die Einnahme der KOK oder Minipille vergessen, sollte diese bei allen oralen Präparaten so schnell wie möglich nachgeholt werden, **auch wenn dann zwei Tabletten gleichzeitig** eingenommen werden müssen. Ob noch ein ausreichender Empfängnisschutz besteht, hängt davon ab, welches Präparat eingenommen, wie viele Tabletten und zu welchem Zeitpunkt die Tabletteneinnahme nachgeholt wird.

Bei vergessener Einnahme von Tabletten gilt **grundsätzlich**:

- falls nachgeholte Einnahme innerhalb von zwölf Stunden (KOK, estrogenfreier Ovulationshemmer) bzw. drei Stunden (Minipille), **keine** Einschränkung des Konzeptionsschutzes (Ausnahme: Velmari® Langzyklus bis zu 24 Stunden, s. u.),
- keine Unterbrechung der Einnahme für mehr als sieben Tage, d. h. keine Verlängerung der Pause,
- zuverlässige Unterdrückung des Eisprungs durch Suppression des Hypothalamus-Hypophysen-Ovarial-Systems nur bei korrekter Anwendung an sieben aufeinander folgenden Tagen (wichtig für die Zeit vor oder nach einem Anwendungsfehler),
- Anstieg des Risikos für Schwangerschaft steigt mit der Anzahl der vergessenen Pillen bei oralen Präparaten,
- am Anfang und Ende des Zyklus sind Anwendungsfehler folgenschwerer als in der Mitte des Zyklus.

**Tab. 3.1** Einnahme vergessen: KOK (außer Qlaira®)

| Anzahl | Woche | Patientenhinweise |
|---|---|---|
| 1 Tbl. | 1 | Einnahme nachholen und für 7 Tage zusätzlich verhüten<br>GV während 7 Tagen vorher oder ungeschützt danach: Schwangerschaft möglich – Notfallkontrazeption (▸Kap. 2.9) |
| 1 Tbl. | 2 | Einnahme nachholen<br>bei korrekter Einnahme 7 Tage vorher: keine zusätzliche Verhütung notwendig<br>sonst zusätzlich für 7 Tage verhüten; bei ungeschützem GV: Schwangerschaft möglich – Notfallkontrazeption (▸Kap. 2.9) |
| 1 Tbl. | 3 | Bei korrekter Einnahme 7 Tage vorher keine zusätzliche Verhütung, unter folgender Bedingung:<br>a) Einnahme nachholen, weiter einnehmen ohne Pause, neuen Blister direkt beginnen (Schmier- oder Durchbruchblutungen möglich) **oder**<br>b) Einnahme **nicht** nachholen, sondern sofort die Pause beginnen, dabei vergessene Pillen mit in die 7 Tage einrechnen<br>bei unkorrekter Einnahme 7 Tage vorher: wie unter a) beschrieben vorgehen, d. h. ohne Pause den neuen Blister beginnen, **zusätzlich** 7 Tage verhüten; bei ungeschützem GV: Schwangerschaft möglich – Notfallkontrazeption (▸Kap. 2.9) |
| 2 Tbl. | 1–3 | Zusätzliche Verhütung für 7 Tage; bei ungeschützem GV: Schwangerschaft möglich – Notfallkontrazeption (▸Kap. 2.9) |

**Tab. 3.2** Einnahme vergessen: Qlaira® [32]

| Anzahl | Tag | Patientenhinweise |
|---|---|---|
| 1 | 1–17 | Einnahme sofort nachholen und für 9 Tage zusätzlich verhüten<br>Bei ungeschützem GV: Schwangerschaft möglich – Notfallkontrazeption (▸Kap. 2.9) |
| 1 | 18–24 | Verwerfen der aktuellen Packung und sofort mit der 1. Tablette einer neuen Packung beginnen; während der nächsten 9 Tage zusätzlich verhüten<br>Bei ungeschützem GV: Schwangerschaft möglich – Notfallkontrazeption (▸Kap. 2.9) |
| 1 | 25–26 | Einnahme sofort nachholen<br>Keine zusätzliche Verhütung nötig |
| 1 | 27–28 | Vergessene Tablette verwerfen und Einnahme dann wie gewohnt fortsetzen<br>Keine zusätzliche Verhütung nötig |

Erfolgt die Einnahme einer KOK mehr als zwölf Stunden zu spät, sollten die weiteren Hinweise in Abhängigkeit der Zykluswoche und Anzahl der vergessenen Tabletten gegeben werden. Es sollte auch berücksichtigt werden, ob GV stattgefunden hat (Tab. 3.1). Besondere Hinweise gelten für Qlaira® (Tab. 3.2).

Falls die Einnahme einer Minipille oder eines estrogenfreien Ovulationshemmers länger als drei bzw. zwölf Stunden vergessen wurde, sollte die Einnahme so schnell wie möglich nachgeholt werden und zusätzlich für sieben Tage verhütet werden. Vor allem wenn während der 1. Woche eine rein gestagenhaltige Pille vergessen wurde und ungeschützter GV stattgefunden hat, ist es möglich, dass eine Schwangerschaft eingetreten ist. Eine Notfallkontrazeption sollte erwogen werden (▸ Kap. 2.9).

Die zyklische Anwendung der kombinierten Pille über 28 Tage ist historisch begründet. Der Pillenzyklus sollte den natürlichen Rhythmus nachahmen. Dazu gehörte auch das Auslösen einer Abbruchblutung. Hohe Estrogendosen in den alten Präparaten benötigten dafür eine mindestens siebentätige Pause, damit die Hormonspiegel ausreichend für das Auslösen einer Abbruchblutung abfallen konnten. So hat sich das Schema von 21 Einnahmetagen und der anschließenden Pause über sieben Tage etabliert.

Um die Compliance zu fördern, wurden Präparate mit Placebo-Tabletten auf den Markt gebracht.

Bei der zyklischen Anwendung können psychische und körperliche Beschwerden wie Stimmungsschwankungen oder Spannungsgefühl in der Brust, die während eines natürlichen Zyklus auftreten, bestehen bleiben. Bei betroffenen Frauen sind die Beschwerden im einnahmefreien Intervall meist höher als während der Pilleneinnahme. Produkte mit einem verkürzten einnahmefreien Intervall von nur vier Tagen bei 24 Einnahmetagen (YAZ®) haben u. a. den Vorteil, solche Beschwerden zu reduzieren. Weiterhin kann die Zyklusstabilität optimiert werden. Für Frauen mit Blutungsstörungen unter KOK kann solch ein Einnahmeschema gewählt werden.

Eine Abbruchblutung ist aus medizinscher Sicht nicht nötig. Manche Frauen bevorzugen aber eine Abbruchblutung, da sie Angst haben, eine Schwangerschaft sonst nicht zu bemerken. Manche Frauen befürchten auch eine eingeschränkte Fertilität oder heute noch unbekannte Probleme durch Auslassen der Abbruchblutung.

Abweichend vom 28-Tage-Rhythmus können KOK auch in einem sog. **Langzyklus** eingenommen werden. Dabei wird auf das einnahmefreie Intervall komplett verzichtet (auch auf die Placebo-Tabletten) und die Einnahme erst nach drei bis vier Blistern für sieben Tage unterbrochen. Viele Hersteller geben in der Packungsbeilage an, dass die Patientin von sich aus maximal zwei Blister nacheinander anwenden kann. Danach erfolgt eine siebentägige Pause. Eine längere ununterbrochene Einnahme sollte vorher mit dem Arzt abgeklärt werden.

Bei einer längeren ununterbrochenen Einnahme, z. B. über zwölf Monate, spricht man zur Abgrenzung von einer **Langzeiteinnahme**.

Je länger die Einnahme andauert, desto geringer wird die Wahrscheinlichkeit von Zwischenblutungen (Amenorrhörate bei 80 bis 100 Prozent nach neun bis zwölf Monaten Dauer) [24]. Dies kann ein Vorteil für Frauen sein, die nach drei Monaten zyklischer Einnahme von KOK immer noch Zwischenblutungen haben.

Durch eine ununterbrochene Einnahme können auch zyklusabhängige Beschwerden oder eine bestehende Endometriose positiv beeinflusst werden (▸ Kasten). Die Fertilität nach Absetzen scheint im Vergleich zur zyklischen Einnahme nicht beeinträchtigt zu sein. Es gibt dazu aber bislang nur begrenzte Daten.

3

**Vorteile des Langzyklus bzw. der Langzeiteinnahme [24]**

- weniger zyklusabhängige Beschwerden
- höhere kontrazeptive Sicherheit durch Reduktion von Einnahmefehlern
- höhere kontrazeptive Sicherheit bei Komedikation, die den Metabolismus der Hormone beeinflusst
- optimale ovarielle Suppression, z. B. bei Endometriose
- vermindertes Blutungsrisiko bei Hämophilie und anderen Erkrankungen mit Hypermenorrhö

Es gibt bei einer ununterbrochenen Anwendung kein erhöhtes Risiko für Endometriumhyperplasien oder negative Veränderungen des Lipidprofils sowie der Hämostase [24]. Prinzipiell ist ein Langzyklus mit allen Einphasenpräparaten der KOK möglich. Die Eignung eines bestimmten Präparats sollte individuell mit Hilfe der Fachinformation abgeklärt werden. Es gibt mit Velmari® Langzyklus ein spezielles Produkt für die verlängerte Einnahme.

Gestagen-Monopillen müssen grundsätzlich immer ohne Pause eingenommen werden, um die notwendigen Hormonspiegel zu erreichen und damit eine zuverlässige Kontrazeption. Im Gegensatz zu den KOK kommt es bei einer Minipille häufiger zu Blutungsstörungen (▸ Kap. 2.7).

## 3.2 Korrekte Anwendung – nicht orale Präparate

Die Anwendung von Verhütungsringen und -pflastern hat Vorteile, da die Anwenderin nicht an die tägliche Einnahme einer Pille denken muss. Aber auch hier kann durch falsche Anwendung der Empfängnisschutz beeinträchtigt werden. Ein Pflaster kann sich ablösen oder ein Ring herausrutschen. Zu diesen und anderen Problemen können sich während der Anwendung viele Fragen ergeben.

### 3.2.1 Kundenfragen

**Fragen zur korrekten Anwendung von Pflaster und Ring**

**Wie wende ich den Vaginalring richtig an?**

- Am besten machen Sie sich mit der Handhabung des Rings vertraut. Der Ring kann stehend mit einem Bein erhöht, hockend oder liegend eingeführt werden. Dafür entnehmen Sie mit sauberen Händen einen Ring aus dem Beutel, drücken den Ring zusammen und führen ihn so weit ein, bis sich der Sitz des Rings angenehm anfühlt. Sie sollten den Ring nicht spüren. Es gibt eine separat erhältliche Einführhilfe für den Einmalgebrauch, den NuvaRing® Applikator. Überprüfen Sie regelmäßig, dass der Ring sich noch in der Scheide befindet, z. B. nach dem GV.

**Ist der Sitz des Rings entscheidend für die Wirkung?**

- Nein, die genaue Position ist nicht so wichtig für die verhütende Wirkung. Hauptsache, es fühlt sich bequem an. Sie sollte den Ring eigentlich gar nicht spüren.

**Wann beginne ich mit der Anwendung eines Rings/Pflasters nach einer Neuverordnung?**

- Üblicherweise wird der erste Ring am ersten Tag der Menstruation eingeführt bzw. ein Pflaster aufgeklebt. Bei einer Umstellung von KOK beginnt die Anwendung nach der siebentägigen Pause bzw. den sieben Placebo-Pillen. Falls Sie vorher eine rein gestagenhaltige Pille eingenommen haben, können Sie an jedem beliebigen Tag beginnen. Es ist dabei zwingend notwendig, dass Sie für sieben Tage zusätzlich mit einer Barrieremethode verhüten. Dies ist auch notwendig, wenn Sie vorher eine gestagenhaltige Methode wie Implantat, Depotspritze oder Spirale angewendet haben. Sie beginnen mit der Anwendung des Rings/Pflasters am Tag der Entfernung eines Implantats oder einer Spirale bzw. am Tag der Fälligkeit der nächsten Spritze.

**Welche Barrieremethode kann ich zusätzlich zum Vaginalring anwenden?**

- Kondome für Männer sind kein Problem. Die Anwendung eines Diaphragmas, einer Zervixkappe oder eines Kondoms für die Frau ist nicht geeignet, da der Vaginalring das korrekte Einlegen dieser Methoden beeinträchtigen kann.

**Wie häufig wird der Ring gewechselt?**

- Sie entfernen den Ring nach drei Wochen. Dann folgen sieben Tage ohne Ring. Danach wird ein neuer Ring eingelegt. Sie entfernen den Ring, indem Sie entweder den Zeigefinger unter dem Ring einhaken oder ihn mit Mittel- und Zeigefinger greifen und herausziehen.

**Kann der Vaginalring auch ohne Pause angewendet werden?**

- Ja, das ist möglich. Das ringfreie Intervall kann ausgelassen werden. Der neue Vaginalring kann wiederum bis zu drei Wochen angewendet werden. Während der verlängerten Anwendung kann es allerdings zu Durchbruch- oder Schmierblutungen kommen.

**Was passiert, wenn ich den Vaginalring länger als drei Wochen trage?**

- Das ist zwar so nicht vorgesehen, aber nicht so schlimm. Der Verhütungsschutz besteht auch für eine vierte Woche weiter. Nach vier Wochen Tragezeit kann das einwöchige Ring-freie Intervall beibehalten werden. Anschließend führen Sie einen neuen Ring ein. Bei einer Anwendung von mehr als vier Wochen ist die empfängnisverhütende Wirkung beeinträchtigt. Vor Einlegen eines neuen Rings sollte eine Schwangerschaft ausgeschlossen werden.

**Kann ich zum Vaginalring einen Tampon einführen?**

- Sie können Tampons verwenden. Der Ring sollte zuerst eingeführt werden. Entfernen Sie den Tampon vorsichtig. Achten Sie darauf, dass der Ring nicht versehentlich mit herausgezogen wird.

**Kann ich gleichzeitig eine Vaginaltablette oder eine Creme einführen?**

- Das ist kein Problem. Spermizide oder Mittel gegen Vaginalpilz beeinträchtigen die Wirkung nicht.

3

**Ich leide an wiederkehrenden vaginalen Pilzinfektionen. Kann das am Vaginalring liegen?**

- Der Vaginalring ist sicher nicht die Ursache für das Auftreten einer Pilzinfektion. Sollte die Infektion aber immer wiederkehren, kann es sinnvoll sein, den Ring nach erfolgreicher Behandlung auszutauschen. So können Sie sicher sein, dass sich keine Keime am Ring befinden, die die Infektion evtl. wieder aufflammen lassen können.

**Kann der Ring brechen?**

- Das kann passieren. Bitte ersetzen Sie dann den Ring. Zusätzlich müssen Sie für sieben Tage eine Barrieremethode zur Verhütung anwenden. Hatten Sie GV, kann es zu einer Schwangerschaft gekommen sein.

**Der Ring ist rausgerutscht. Wie soll ich mich jetzt verhalten?**

- Ein kurzfristiges Herausrutschen von weniger als drei Stunden ist kein Problem. Spülen Sie den Ring mit kaltem bis lauwarmem Wasser ab und setzen Sie ihn vor Ablauf der drei Stunden wieder ein. Wenn der Ring während der ersten oder zweiten Woche länger als drei Stunden außerhalb der Scheide war, kann die empfängnisverhütenden Wirkung beeinträchtigt sein. Der abgespülte Ring sollte so bald wie möglich wieder eingelegt werden. Zusätzlich müssen Sie für sieben Tage eine Barrieremethode zu Verhütung anwenden. Ringe, die in Woche drei länger als drei Stunden nicht in der Scheide lagen, sollten Sie entsorgen. Entweder legen Sie nun einen neuen Ring für drei Wochen ein oder Sie ziehen das ringfreie Intervall vor.

**Ich habe vergessen, einen neuen Ring nach der Pause einzuführen/ein neues Pflaster aufzukleben. Was muss ich nun beachten?**

- Bitte legen Sie sobald wie möglich einen neuen Ring ein bzw. kleben Sie ein Pflaster auf. Während der nächsten sieben Tage verhüten Sie bitte zusätzlich mit einer Barrieremethode. Hatten Sie während der Pause GV, kann es sein, dass Sie schwanger geworden sind.

**Wie häufig muss ich das Pflaster wechseln?**

- Sie müssen das Pflaster alle sieben Tage wechseln, am gleichen Wochentag, an dem Sie das erste Pflaster aufgeklebt haben. Die vierte Woche bleibt pflasterfrei.

**Wohin soll ich das Pflaster kleben?**

- Wählen Sie eine saubere, trockene und unbehaarte Hautstelle, z. B. den Oberarm, den Bauch oder den Po. Bitte nicht in Brustnähe aufkleben. Auch eine gerötete oder gereizte Hautstelle ist nicht geeignet. Drücken Sie das Pflaster nach dem Aufkleben gut an und achten Sie darauf, dass die Ränder gut anhaften. Kontrollieren Sie den Sitz des Pflasters am besten jeden Tag.

**Ich habe vergessen, dass Pflaster zu wechseln. Kann ich das einfach nachholen?**

- Sollten Sie in Woche zwei oder drei vergessen haben Ihr Pflaster zu wechseln **und** das nicht länger als maximal 48 Stunden, können Sie einfach ein neues Pflaster aufkleben. Sie behalten dann den üblichen Wochentag für den nächsten Wechsel bei. Sollten Sie den Pflasterwechsel länger als 48 Stunden vergessen haben, können Sie schwanger werden. Sie müssen einen neuen Vier-Wochen-Zyklus beginnen. Kleben Sie ein neues Pflaster auf und wechseln Sie es sieben Tage später am gleichen Wochentag. Bitte verhüten Sie zusätzlich mit einer Barrieremethode für die ersten sieben Tage des neuen Zyklus.

**Ich habe vergessen, das Pflaster für die Pause zu entfernen. Ist das schlimm?**

- Nein, entfernen Sie das Pflaster so schnell wie möglich. Behalten Sie Ihren normalen Wochentag bei, um nach der Pause wieder mit der Anwendung der Pflaster fortzufahren. Sie müssen nicht zusätzlich verhüten.

**Kann ich das Pflaster abdecken?**

- Nein, das Pflaster verträgt kein Make-up oder Cremes. Die Klebeeigenschaften des Pflasters können beeinträchtigt werden.

**Kann ich mit dem Verhütungspflaster in die Sauna oder Schwimmbad gehen?**

- Ja, das ist kein Problem. Das Pflaster sollte gut kleben bleiben. Zur Sicherheit kontrollieren Sie bitte nach der Aktivität den richtigen Sitz des Pflasters.

**Kann das Pflaster auch ohne Pause angewendet werden?**

- Ja, das ist möglich. Das pflasterfreie Intervall kann ausgelassen werden. Es können maximal sechs Pflaster ohne Pause hintereinander angewendet werden. Während dieser verlängerten Anwendung kann es zu Durchbruch- oder Schmierblutungen kommen.

**Das Pflaster hat sich gelöst. Was soll ich nun tun?**

- Hat sich das Pflaster für weniger als 24 Stunden gelöst, kleben/drücken Sie es an der gleichen Stelle wieder an. Oder ersetzen Sie es an gleicher Stelle durch ein neues Pflaster. Wechseln Sie das Pflaster am gewohnten Wochentag. Sollten sich das Pflaster länger als 24 Stunden gelöst haben oder Sie wissen nicht, wann es sich gelöst hat, sollten Sie einen neuen Zyklus beginnen. Das bedeutet, dass Sie ein neues Pflaster aufkleben und dieses sieben Tage später wechseln. Um eine Schwangerschaft zu vermeiden, müssen Sie für die ersten sieben Tage zusätzlich mit einer Barrieremethode verhüten.



## 3.2.2 Hintergrundinformationen

Der Verhütungsring wird nach Einführen über einen Zeitraum von 21 Tagen (drei Wochen) getragen. Danach wird der Ring am gleichen Wochentag und zu einer ähnlichen Uhrzeit wie beim Einlegen entfernt. Nach einem ringfreien Intervall von sieben Tagen wird ein neuer Ring eingeführt. Die Blutung setzt ca. zwei bis drei Tage nach Entfernen des Rings ein und kann noch anhalten, wenn das Einlegen des nächsten Rings notwendig ist.

Die Trägerin soll regelmäßig überprüfen, ob der Ring noch vorhanden ist, z. B. vor und nach dem GV. Das Einführen des Rings erfolgt durch die Anwenderin am besten stehend mit einem Bein erhöht, hockend oder liegend. Das Einführen des NuvaRing® ist auch mit einem separat erhältlichen, speziellen Applikator möglich (○ Abb. 3.3) [33].

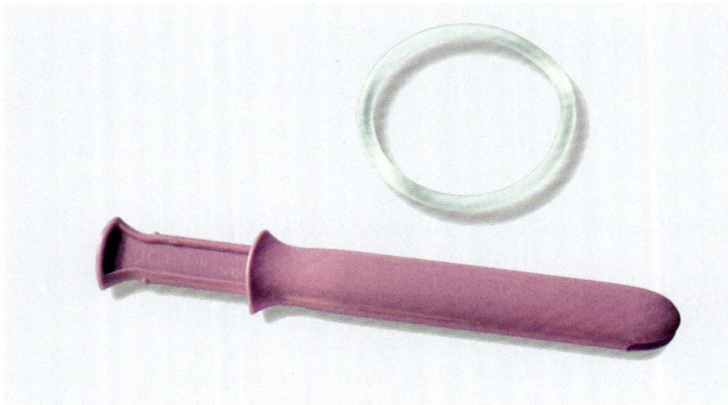

**Abb. 3.3** Der NuvaRing® kann mit einem Applikator eingeführt werden.

Das Verhütungspflaster wird nach dem ersten Aufkleben über drei Wochen nach jeweils sieben Tagen zu einer ähnlichen Uhrzeit gewechselt. Nach drei Wochen wird das Pflaster am gleichen Wochentag und zu einer ähnlichen Uhrzeit wie beim Aufkleben entfernt. Es schließt sich eine pflasterfreie siebentägige Pause an.

Das Pflaster wird auf eine saubere, trockene, unbehaarte und gesunde Hautstelle geklebt. Geeignete Hautstellen finden sich an Gesäß, Bauch, Außenseite des Oberarms oder am Oberkörper, aber nicht in Brustnähe. Es sollte durch enge Kleidung an den Klebestellen nicht zu Reibung kommen. Bei jedem Wechsel ist die Klebestelle zu wechseln, um Reizungen zu vermeiden. Das Pflaster muss beim Aufkleben fest angedrückt und der korrekte Sitz täglich kontrolliert werden [34].

Nicht mehr benötige Ringe und Pflaster müssen ordnungsgemäß entsorgt werden (▸ Kap. 2.8).

Die Anwendung von Verhütungspflastern und -ringen beginnt am ersten Tag des Zyklus, also dann, wenn die Blutung einsetzt. Abweichend davon können die Vaginalringe auch an Tag 2 bis 5 eingeführt werden. Dann muss für die ersten sieben Tage zusätzlich verhütet werden. Implantate, Spritzen und IUS werden zumeist innerhalb der ersten fünf Tage der Regelblutung eingesetzt bzw. gespritzt. Bei allen Präparaten gilt, dass bei einer verspäteten Einnahme zusätzlich verhütet werden muss.

Bei einem Wechsel von einer anderen hormonellen Verhütung finden sich folgende Varianten in den Fachinformationen wieder:

1. Wechsel von einer anderen kombinierten Methode (KOK, Vaginalring, Verhütungspflaster):
   Die Anwendung der Verhütungsringe sollte spätestens am Tag nach dem üblichen einnahmefreien, pflasterfreien bzw. Placebo-Intervall beginnen. Ist sichergestellt, dass die vorhergehende Verhütungsmethode regelmäßig und korrekt angewendet wurde, so besteht die Möglichkeit an jedem beliebigen Tag des Zyklus umzustellen. Zuvor sollte eine Schwangerschaft jedoch ausgeschlossen werden. Das hormonfreie Intervall (Pause) darf niemals über den empfohlenen Zeitraum hinaus verlängert werden [33].
   Das Verhütungspflaster wird am 1. Tag der Abbruchblutung aufgeklebt. Sollte die Blutung innerhalb von fünf Tagen nach Abbruch der Anwendung nicht eingetreten sein, muss vor Anwendung des Pflasters eine Schwangerschaft ausgeschlossen werden. Beginnt die Anwendung nach dem ersten Tag der Entzugsblutung, muss für die nächsten sieben Tage zusätzlich verhütet werden [34].
2. Wechsel von rein gestagenen Präparaten (Minipille inkl. estrogenfreier Ovulationshemmer, Implantat, Injektion, IUS):

Bei Wechsel von einem oralen rein gestagenen Produkt kann an jedem beliebigen Tag umgestellt werden. Bei einem nicht oralen Präparat beginnt die Anwendung am Tag der Fälligkeit bzw. Entfernung der Methode, z. B. gestagenhaltige Spirale. In jedem Fall muss während der ersten sieben Tage zusätzlich mit einer Barrieremethode verhütet werden.

Zur Sicherheit sollte zur Klärung etwaiger Fragen immer die jeweilige Fachinformation konsultiert werden.

**Bei Anwendungspannen** bei Verhütungsringen und -pflastern sollte grundsätzlich beachtet werden:

- falls Behebung der Unterbrechung innerhalb des erlaubten Zeitfensters möglich, dann keine Einschränkung des Konzeptionsschutzes,
- zuverlässige Unterdrückung des Eisprungs (durch Suppression des Hypothalamus-Hypophysen-Ovarial-Systems) nur bei korrekter Anwendung an sieben aufeinander folgenden Tagen,
- am Anfang und Ende des Zyklus sind Anwendungsfehler folgenschwerer als in der Mitte des Zyklus,
- je länger die Hormonzufuhr unterbrochen wird und je näher dies an der hormonfreien Pause liegt, desto höher ist das Risiko für eine Schwangerschaft,
- je länger das hormonfreie Intervall der Pause, desto höher ist das Risiko für eine Schwangerschaft.

3

Es kann sein, dass ein Verhütungsring versehentlich aus der Vagina ausgestoßen wird. Ist dies für weniger als drei Stunden der Fall, sollte der Ring mit lauwarmem Wasser abgespült und schnellstens wiedereingeführt werden. Der Konzeptionsschutz ist nicht beeinträchtigt. Bei einem Zeitraum über drei Stunden hängt das weitere Vorgehen vom Zeitpunkt im Zyklus ab (◘ Tab. 3.3).

Wird der Ring nach drei Wochen nicht entfernt, muss dies spätestens nach der vierten Woche geschehen. Die siebentägige Pause kann beibehalten werden. Verbleibt der Ring länger als vier Wochen, kann der Verhütungsschutz eingeschränkt sein. Vor Einlegen eines neuen Rings muss eine Schwangerschaft ausgeschlossen werden. Wird nach der Pause vergessen, rechtzeitig einen neuen Ring einzuführen, sollte dies so schnell wie möglich nachgeholt werden. Für die nächsten sieben Tage muss zusätzlich verhütet werden. Hat im verlängerten ringfreien Intervall bzw. während der länger als vier Wochen dauern-

◘ **Tab. 3.3** Verhütungsring außerhalb der Vagina > 3 Stunden

| Woche | Patientenhinweise |
|---|---|
| 1 und 2 | Ring so schnell wie möglich wieder einlegen<br>zusätzlich mit Barrieremethode verhüten, bis Ring ununterbrochen 7 Tage getragen wurde |
| 3 | Ring entsorgen, dann entweder<br>a) sofort neuen Ring einlegen und neuen 3-wöchigen Zyklus beginnen. Es kann zu Schmier- und Durchbruchblutungen kommen oder<br>b) wenn Ring vor Ausstoßen 7 Tage ununterbrochen getragen wurde: Abwarten der Abbruchblutung; neuen Ring vor Ablauf von Tag 7 nach Ausstoßen/Entfernung des alten einlegen |

**Tab. 3.4** Abgelöstes Verhütungspflaster

| Wie lange? | Vorgehensweise |
|---|---|
| < 24 Stunden | An gleicher Stelle altes Pflaster wieder aufkleben oder an gleicher Stelle ein neues Pflaster; am gewohnten Tag wechseln |
| > 24 Stunden oder nicht bekannt | Neues Pflaster aufkleben und neuen Zyklus beginnen; in den ersten 7 Tagen zusätzlich verhüten |

**Tab. 3.5** Pflasterwechsel vergessen

| Woche | Wie lange? | Vorgehensweise |
|---|---|---|
| 1 | Egal | Sofort neues Pflaster aufkleben (neuer Tag 1); 7 Tage zusätzlich verhüten – GV während verlängerter Pause, dann Schwangerschaft möglich |
| 2 und 3 | Bis zu 48 Stunden | Sofort neues Pflaster aufkleben; ursprünglichen Wechseltag beibehalten; sofern vorher korrekt angewendet, keine zusätzliche Verhütung notwendig |
| 2 und 3 | ≥ 48 Stunden | Neues Pflaster aufkleben und neuen Zyklus beginnen, d. h. 7 Tage nach Aufkleben wieder wechseln; während der ersten 7 Tage zusätzlich verhüten |
| 4 | – | Vergessenes Pflaster entfernen, am ursprünglichen Wochentag (Tag 28 plus 1) ein neues Pflaster aufkleben; zusätzliche Verhütung nicht notwendig |

den Tragzeit GV stattgefunden, kann es zu einer Schwangerschaft gekommen sein. Eine Notfallkontrazeption sollte erwogen werden (▸ Kap. 2.9).

Die Verhütungspflaster können sich versehentlich ganz oder teilweise von der Haut lösen. In solchen Fällen wird nicht genügend Wirkstoff abgegeben. Der Verhütungsschutz kann beeinträchtigt sein, wenn das Pflaster für mehr als 24 Stunden von der Haut gelöst war (Tab. 3.4). Eine Notfallkontrazeption sollte bei stattgefundenem GV erwogen werden (▸ Kap. 2.9).

Wird der Wechsel des Pflasters nach sieben Tagen vergessen, kann der Konzeptionsschutz eingeschränkt sein. Die Hinweise an die Patientin hängen wie bei allen kombinierten Methoden vom Zeitpunkt im Zyklus ab (Tab. 3.5).

Auch bei den nicht oralen hormonellen kombinierten Kontrazeptiva ist ein Langzyklus möglich (▸ Kap. 3.1). Dabei können laut Fachinformationen ohne Rücksprache mit dem Arzt der Vaginalring und das Verhütungspflaster für zwei Zyklen hintereinander ohne Pause angewendet werden. Alle anderen Varianten des Langzyklus sollten vorher mit dem Arzt abgesprochen werden. Bei Ringen und Pflastern hat sich bei einem Einnahmeschema mit 84 Anwendungstagen und sieben Tagen Pause die geringste Anzahl an Tagen mit Schmierblutungen gezeigt [24].

Zu beachten sind die unterschiedlichen Anforderungen zur Lagerung bei den Generika der Vaginalringe. NuvaRing® muss bis zur Abgabe im Kühlschrank aufbewahrt werden (▸ Kap. 3.3).

## 3.3 Verhütung und Reise

Wenn jemand eine Reise macht, gibt es viel zu erzählen. Damit eine Reise auch in puncto Verhütung ein erfreuliches Erlebnis wird, ist eine gute Vorbereitung hilfreich. Was muss bei einer Zeitverschiebung beachtet werden, bei Verlust des Verhütungsmittels oder bei hohen Temperaturen am Urlaubsort? Fragen über Fragen, auf die wir in der Apotheke die richtigen Antworten kennen.

### 3.3.1 Kundenfragen

#### Fragen zu Reise und Zeitverschiebung

**Ich mache eine Fernreise. Muss ich den Einnahmezeitpunkt meiner Pille verschieben?**

- Das hängt davon ab, ob Sie die Pille auf zwölf bzw. drei Stunden genau einnehmen müssen, also KOK oder estrogenfreie Ovulationshemmer bzw. Minipille einnehmen. Sie sollten die Verschiebung Ihres üblichen Einnahmezeitpunktes dann in Erwägung ziehen, wenn der Zeitunterschied am Urlaubsort mehr als zehn bzw. drei Stunden beträgt. Lassen Sie uns doch mal schauen, welche Pille Sie einnehmen und wo genau Sie hinreisen.

**Ich reise nach Thailand. Wie mache ich das mit der Einnahme der Pille? Ich nehme sie immer um 8 Uhr morgens.**

- Der Zeitunterschied nach Thailand beträgt in der Regel sechs Stunden plus, also weniger als zwölf Stunden. Bei den KOK/estrogenfreien Ovulationshemmern ist es ganz einfach. Sie bleiben bei Ihrer üblichen Einnahmezeit nach der neuen Ortszeit, in Ihrem Fall 8 Uhr morgens Ortszeit. Da sich der Tag durch die Reise in den Osten verkürzt, kommt es zu einer unproblematischen einmaligen Verkürzung des Abstands zwischen zwei Einnahmen. Bei einer Minipille müssen Sie auf den genauen 24-Stunden-Rhythmus achten und sich zur Erinnerung einen Wecker stellen. Es gibt Apps für Ihr Smartphone, die Sie bei der richtigen Umstellung unterstützen können. Wenn die neue Einnahmezeit unpraktisch ist, können Sie entweder eine Zwischenpille nach zwölf Stunden einnehmen oder das Einnahmeintervall einmalig etwas verkürzen.

**Ich reise in die USA. Der Zeitunterschied beträgt minus neun Stunden. Was muss ich beachten?**

- Eine Reise in den Westen verlängert den Tag. Bei KOK/estrogenfreien Ovulationshemmern können Sie Ihre gewohnte Einnahmezeit nach Ortszeit beibehalten. Der Zeitunterschied beträgt weniger als zwölf Stunden und Sie können die Einnahme ja auch mal bis zu 36 Stunden verlängern. Bei einer Minipille kommen Sie damit nicht hin. Nehmen Sie nach zwölf Stunden eine Zwischenpille aus einem neuen Blister oder vom Ende des Blisters ein, und nehmen Sie dann die nächste Pille zu Ihrer gewohnten Uhrzeit nach Ortszeit. Also, 8 Uhr morgens, dann nach zwölf Stunden um 20 Uhr (11 Uhr neue Ortszeit) und dann wieder nach 21 Stunden um 8 Uhr neue Ortszeit. Danach bleiben Sie bei 8 Uhr morgens Ortszeit. So wird das Dosierungsintervall von 24 Stunden nie überschritten.

3

**Ich reise nach Australien. Der Zeitunterschied am Zielort beträgt zwölf Stunden. Was muss ich auf dieser langen Reise beachten?**

- Eine Reise mit einer Zeitverschiebung von zehn bis zwölf Stunden bedingt die Einnahme einer Zwischenpille nach zwölf Stunden für KOK/estrogenfreien Ovulationshemmer. Bei einer Minipille ist dies schon bei einem Zeitunterschied von mehr als drei Stunden notwendig. Also, Sie nehmen z. B. eine kombinierte Pille oder estrogenfreien Ovulationshemmer um 8 Uhr morgens, dann zwölf Stunden später während der Reise, und dann theoretisch wieder um 8 Uhr morgens nach der neuen Ortszeit.

**Was ist eine Zwischenpille?**

- Eine Zwischenpille ist eine zusätzliche Pille, die Sie einmalig einnehmen, um bei Fernreisen ein sicheres Einnahmeintervall zu gewährleisten. Entnehmen Sie diese zusätzliche Pille bitte passend aus einem Ersatzblister oder bei Einphasenpräparaten auch vom Ende des aktuellen Blisters. Bei Mehrphasenpräparaten müssen Sie eine Pille aus der richtigen Woche nehmen.

**Ich möchte im Urlaub meine Regelblutung nicht bekommen.**

- Das kann ich verstehen. Bei manchen Pillen kann das einnahmefreie Intervall ausgelassen und damit die Abbruchblutung werden. Bei einer Pille mit 28 Tabletten inkl. wirkstofffreien Pillen lassen Sie die letzteren einfach weg. Nach Ihrer Rückkehr können Sie dann wieder im normalen Rhythmus pausieren. Bitte nehmen Sie maximal zwei Blister ohne Pause hintereinander ein. Während der Einnahme des zweiten Blisters kann es zu Durchbruch- oder Schmierblutungen kommen. Lassen Sie uns doch mal die Packungsbeilage Ihrer Pille prüfen, ob Sie das bei Ihrem Präparat so machen können.

**Kann ich die Regelblutung auch mit einem Ring oder Pflaster verschieben?**

- Ja, das ist möglich. Das ring- bzw. pflasterfreie Intervall kann ausgelassen werden. Der neue Vaginalring kann wiederum bis zu drei Wochen angewendet werden. Es können maximal sechs Pflaster ohne Pause hintereinander angewendet werden. Während der verlängerten Anwendung kann es zu Durchbruch- oder Schmierblutungen kommen.

**Was soll ich tun, wenn ich mein Verhütungsmittel auf der Reise verliere?**

- Bei einer Reise ins Ausland ist es sinnvoll den Beipackzettel zu kopieren und mitzuführen. So haben Sie alle wichtigen Informationen zu Ihrem Präparat dabei. Vor Ort können Sie die Zusammensetzung nachlesen und versuchen, sich das gleiche Präparat, das vor Ort vielleicht anders heißt, zu besorgen. Nehmen Sie doch einfach auch zusätzliche Blister als Ersatz mit. Denken Sie daran, alternative Verhütungsmethoden wie Kondome mitzunehmen. Diese bieten auch einen Schutz vor Infektionskrankheiten. Bitte Kondome nicht in der prallen Sonne aufbewahren.

**Ich fahre in die Tropen. Vertragen die Tabletten die Hitze?**

- Wie alle Arzneistoffe sind auch die Hormone temperaturempfindlich. Bitte lagern Sie Ihre Pille an einem kühlen Ort (Schatten, Kühltasche oder ausnahmsweise im Kühlschrank) und setzen Sie die Blister nicht direkter Sonneneinstrahlung aus. Sehr hohe Temperaturen über 50 °C können die Wirksamkeit beeinträchtigen. Vaginalringe und

Pflaster sind ebenso temperaturempfindlich. Übrigens, während einer Flugreise gehören die Arzneimittel ins Handgepäck. Dort stimmt die Temperatur für die meisten Präparate und Sie haben sie immer bei sich.

**Ich möchte für sechs Monate eine Reise machen und möchte weiter mit dem NuvaRing® verhüten. Wie soll ich das machen?**

- Das wird etwas schwierig, da der NuvaRing® nur für vier Monate ungekühlt haltbar ist. Es gibt aber Vaginalringe von anderen Herstellern. GinoRing® Vaginalringe z. B. enthalten die gleichen Hormone wie NuvaRing®. Aber GinoRing® muss nicht gekühlt werden. So können Sie genügend Ringe für sechs Monate mitnehmen. Bitte achten Sie trotzdem darauf, dass die Ringe nicht für längere Zeit über 25 °C gelagert werden. Solche Temperaturen entstehen z. B. schnell in einem Auto in der Sonne.

**Wie übersteht das Pflaster Hitze und Feuchtigkeit am Urlaubsort?**

- Das Verhütungspflaster übersteht Beanspruchungen wie feuchtwarmes Klima, Sauna oder Sport. Es klebt dann genauso gut wie unter normalen Bedingungen. Achten Sie aber darauf, dass sich das Pflaster nicht ablöst. Nach auch nur teilweiser Ablösung für mehr als 24 Stunden ist die verhütende Wirkung nicht mehr gewährleistet. Ein neues Pflaster bitte nur auf saubere, sand- und fettfreie Haut aufkleben. Ein Pflaster, welches sich komplett abgelöst hat, ersetzen Sie bitte durch ein neues.

**Kann ich während der Reise eine Thrombose bekommen?**

- Das ist natürlich immer dann möglich, wenn Sie bei einer Bahn-, Auto- oder Flugreise über längere Zeit verkrampft sitzen müssen. Insgesamt ist das Risiko bei gesunden Menschen sehr gering. Wenn Sie hormonelle Verhütungsmittel verwenden, ist das Risiko aber leicht erhöht. Tragen Sie bequeme Kleidung. Achten Sie darauf, regelmäßig kleine Bewegungseinheiten einzulegen. Ein paar Streckübungen, Beinbewegungen oder wenn möglich ein kleiner Spaziergang helfen, den Blutkreislauf in Schwung zu bringen. Es gibt Anleitungen für spezielle Übungen. Trinken Sie ausreichend Wasser, damit das Blut gut fließen kann. Das Tragen von Kompressionsstrümpfen kann das Risiko deutlich verringern. Die Strümpfe müssen knielang sein und einen Druck von 15 bis 30 mm Hg ausüben. Nach Rücksprache mit dem Arzt kann ein thrombosehemmendes Medikament verordnet werden.



## 3.3.2 Hintergrundinformationen

Um bei einer Zeitverschiebung die kontrazeptive Wirkung einer hormonellen Verhütung nicht zu beeinträchtigen, muss die Einnahme dem maximal erlaubten Einnahmeintervall bei Bedarf angepasst werden. Bei KOK und estrogenfreien Ovulationshemmern liegt dies bei 24 Stunden plus zwölf Stunden, also 36 Stunden. Für Minipillen gilt ein maximales Intervall von 24 Stunden plus drei Stunden, also 27 Stunden. Aus diesem Grund gilt die Empfehlung, den Einnahmezeitpunkt erst dann anzupassen, wenn der Zeitunterschied größer als zwölf bzw. drei Stunden ist. Um zusätzliche Unterschiede durch Sommer- und Winterzeit mit einzubeziehen, sollte bei Kombinationspräparaten bereits bei einer Zeitverschiebung von mehr als zehn Stunden der Einnahmezeitpunkt angepasst werden. Bei einem Zeitunterschied von über zehn bzw. drei Stunden können nach zwölf bis 15 Stunden sog. Zwischenpillen eingenommen werden (◘ Tab. 3.6). Manchmal ergeben sich

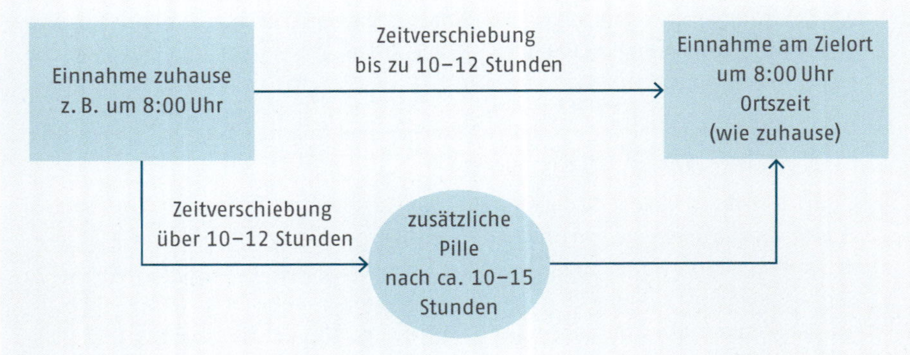


**Abb. 3.4** Pilleneinnahme bei Flugreisen (KOK, estrogenfreie Ovulationshemmer)

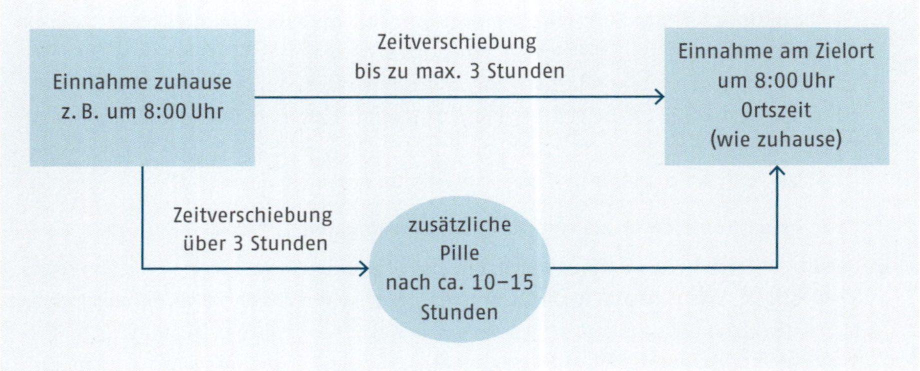


**Abb. 3.5** Pilleneinnahme bei Flugreisen (Minipille)

durch die Zwischenpille ungünstige Einnahmezeitpunkte. Dann kann man versuchen durch weitere Anpassung der Zeitpunkte am Urlaubsort zu einer praktischen Uhrzeit zu gelangen. Bei der Rückreise gestaltet sich die Anpassung genau umgekehrt wie bei der Hinreise.

Eine Verschiebung der Regelblutung kann im Urlaub praktisch sein. Eine pausenfreie Anwendung hormoneller Verhütungsmethoden ist für zwei Monate ohne Rücksprache mit dem Arzt möglich. Für alle anderen Fälle soll die Patientin sich vorher mit dem Arzt besprechen (▸ Kap. 3.1).

Zu beachten ist die Besonderheit bei der Langzyklus-Pille Velmari® Langzyklus. Hier kann die Einnahme der Pille noch bis zu 24 Stunden nach dem üblichen Einnahmezeitpunkt erfolgen.

Es werden inzwischen auch Apps oder Online-Rechenhilfen zur Verfügung gestellt, die die Anwenderinnen bei der Einhaltung des korrekten Einnahmeintervalls unterstützen können (◘ Tab. 3.7). Allerdings gibt es bei den Apps meist keine eigenständige Urlaubsfunktion, sodass die Patientin bei einer Reise den Alarm selbst individuell verstellen muss. In Bezug auf Digitalisierung und Patientensicherheit ist die in 2018 veröffentlichte Patienteninformation des Aktionsbündnisses Patientensicherheit „Checkliste für die Nutzung von Gesundheits-Apps“ hervorzuheben.

**Tab. 3.6** Verschiebung der Einnahme/Anwendung hormoneller Verhütung

| Zeitunterschied | Richtung | Hinweise |
|---|---|---|
| **KOK, estrogenfreier Ovulationshemmer (Abb. 3.6)** | | |
| < 10 h<br>z. B. – 6 h | Westen | Einnahme zur gewohnten Zeit<br>■ z. B. zuhause um 8 Uhr<br>■ neue Ortszeit um 8 Uhr (eigentlich 14 Uhr)/Intervall 24 h plus 6 h = 30 h<br>■ dann alle 24 h |
| < 10 h<br>z. B. + 6 h | Osten | Einnahme zur gewohnten Zeit<br>■ zuhause um 8 Uhr<br>■ neue Ortszeit um 8 Uhr (eigentlich 2 Uhr)/Intervall 24 h minus 6 h = 18 h<br>■ dann alle 24 h |
| > 10 h<br>z. B. – 11 h | Westen | Einnahme einer Zwischenpille nach 12 h<br>■ zuhause um 18 Uhr<br>■ Zwischenpille nach 12 h (6 Uhr bzw. 19 Uhr Ortszeit)<br>■ nächste Pille 18 Uhr Ortszeit/Intervall 23 h<br>■ dann alle 24 h |
| > 10 h<br>z. B. + 11 h | Osten | Einnahme einer Zwischenpille nach 12 h<br>■ zuhause um 22 Uhr<br>■ Zwischenpille nach 12 h (10 Uhr bzw. Ortszeit 23 Uhr)<br>■ nächste Pille um 22 Uhr Ortszeit/Intervall 23 h<br>■ dann alle 24 h |
| **Minipille (Abb. 3.7)** | | |
| < 3 h<br>z. B. – 2 h | Westen | Einnahme zur gewohnten Zeit<br>■ zuhause um 18 Uhr<br>■ neue Ortszeit um 18 Uhr (eigentlich 20 Uhr)/Intervall 24 h plus 2 h = 26 h erlaubt<br>■ dann alle 24 h |
| < 3 h<br>z. B. + 2 h | Osten | Einnahme zur gewohnten Zeit<br>■ zuhause um 18 Uhr<br>■ neue Ortszeit um 18 Uhr (eigentlich 16 Uhr)/Intervall 24 h minus 2 h = 22 h<br>■ dann alle 24 h |
| > 3 h<br>z. B. – 6 h | Westen | Einnahme einer Zwischenpille nach 12 h<br>■ Einnahme zuhause um 8 Uhr<br>■ Zwischenpille nach 12 h (20 Uhr bzw. Ortszeit 14 Uhr)<br>■ nächste Pille 8 Uhr Ortszeit/Intervall = 18 h<br>■ dann alle 24 h |
| > 3 h<br>z. B. + 6 h | Osten | Einnahme einer Zwischenpille nach 12 h<br>■ Einnahme zuhause um 22 Uhr<br>■ Zwischenpille nach 12 h um 10 Uhr (neue Ortszeit 16 Uhr)<br>■ nächste Pille nach bis zu maximal 27 h (um geeignete Uhrzeit festzulegen)<br>■ dann alle 24 h |

**Tab. 3.6** Verschiebung der Einnahme/Anwendung hormoneller Verhütung (Fortsetzung)

| Zeitunterschied | Richtung | Hinweise |
|---|---|---|
| **Verhütungspflaster** | | |
| – | – | ■ Wechsel alle 7 Tage am gleichen Wochentag<br>■ Uhrzeit nicht so relevant, da bei verspätetem Wechsel bis zu 48 h weiter wirksam<br>■ Pflaster für einen neuen Zyklus vor der Abreise aufkleben, d. h. Pause verkürzen |
| **Verhütungsring** | | |
| – | – | ■ Keine besonderen Hinweise zur Anwendung<br>■ evtl. Lagerbedingungen beachten bei längeren Reisen |

**Tab. 3.7** Pillen-Apps und Online-Angebote (Beispiele; für mehr Details im Internet informieren)

| Name und Details | Beschreibung, z. B. |
|---|---|
| The Travel Doctor unter www.thetraveldoctor.com.au/resources/timezone/ | ■ englisch<br>■ nur für KOK, estrogenfreier Ovulationshemmer<br>■ genaue Eingabe von Zeiten inkl. Sommer-/Winterzeit möglich |
| Vergissmeinnicht unter www.bzga.de | ■ tägliche Erinnerung mit Alarm<br>■ kostenlos<br>■ Verlinkung zu www.familienplanung.de bei Fragen oder Pannen<br>■ kaum Extras wie Zykluskalender, individuelle Einstellungen<br>■ keine extra Einstellungen für Reisen<br>■ entwickelt von BZGA, Profamilia und ABDA |
| MyPill®Verhütungspille Erinnerung und Regelkalender von https://bouqt.com/ Ltd.* | ■ keine extra Einstellungen für Reisen, aber Zeitzone kann angepasst werden<br>■ für unterschiedliche Pillentypen, nach kostenpflichtigem Upgrade auch für Ring und Pflaster<br>■ tägliche Erinnerung alle 24 h<br>■ umfangreiches Infomaterial zur Verhütung<br>■ individuelle Einstellungen möglich<br>■ manche Funktionen sind zusätzlich kostenpflichtig |
| PillReminder – Denk an mich von Sanofi* | ■ kostenlos<br>■ individuelle Einstellungen möglich |
| Pillenalarm von Jenapharm | ■ keine extra Einstellung für Reisen<br>■ individuelle Einstellungen möglich, inkl. verschiedener Pillentypen<br>■ Packungsplaner |

*Zusammenfassung unter dred.com (Zugriff am 11.09.2018)

# 4 Probleme und Risiken der hormonellen Verhütung

## 4.1 Kardiovaskuläre Risiken

Die kontinuierliche Reduzierung der enthaltenen Mengen an Estrogenen in hormonellen Kontrazeptiva hat zu einer besseren Verträglichkeit der Präparate beigetragen. Aber unerwünschte Wirkungen und Risiken, v. a. im kardiovaskulären Bereich, bleiben bestehen. Neben der Art der eingesetzten Estrogene und Gestagene spielen individuelle Risikofaktoren der Anwenderin eine ganz wesentliche Rolle bei der Auswahl einer hormonellen Verhütungsmethode. Eine ausführliche Anamnese durch den Arzt ist unerlässlich. Frauen möchten sachlich über die Risiken informiert werden. Es kann v. a. bei der Erstabgabe der Kontrazeptiva in der Apotheke sinnvoll sein, auf das Risiko für Thrombosen einzugehen und mögliche Symptome zu erläutern. Auch der Hinweis, dass bestimmte Lebensumstände wie eine lange Flugreise, geplante Operation oder Gewichtszunahme das kardiovaskuläre Risiko erhöhen können, ist wichtig.



### 4.1.1 Kundenfragen

#### Fragen zu Thrombose- und anderen kardiovaskulären Risiken

**Wie hoch ist das Thromboserisiko?**

- Das ist pauschal schwer zu sagen. Bei langfristiger Anwendung ist das Risiko gegenüber Nicht-Anwenderinnen um ca. das Zwei- bis Dreifache erhöht [24]. Es ist sehr wichtig zu bedenken, welche persönlichen Risikofaktoren das Thromboserisiko zusätzlich erhöhen können.

**Wie gefährlich ist es, wenn ich rauche und hormonell verhüte?**

- Rauchen alleine ist ein sehr relevanter Risikofaktor für eine Thrombose. Das Risiko ist abhängig von der Zahl der konsumierten Zigaretten pro Tag. Wer mehr als 15 Zigaretten am Tag raucht und älter als 35 Jahre ist, darf die kombinierte Pille nicht anwenden. Raucherinnen sollten sich mit dem Arzt ausführlich besprechen. Alternativen sind evtl. die Hormonspirale, die Minipille oder Depot-Gestagene.

**Welche weiteren Risiken für eine Thrombose gibt es?**

- Das Risiko für eine Thrombose verändert sich mit der Zeit aufgrund des zunehmenden Alters. Weiterhin stellen z. B. Übergewicht, das Auftreten von Migräne oder eine Einschränkung in der Bewegung (z. B. durch eine Krankheit oder eine längere Flugreise) zusätzliche Risiken dar [35].

**Ich hatte schon mal eine Thrombose. Kann ich die Pille einnehmen?**

- Kombinierte hormonelle Kontrazeptiva dürfen nicht angewendet werden. Der Arzt kann prüfen, ob die Anwendung einer Minipille (Gestagen-Mono-Pille) möglich ist. Eventuell ist auch eine Hormonspirale geeignet.

**Ich nehme die Pille jetzt schon so lange ohne Probleme ein. Kann da jetzt noch was passieren?**

- Das Risiko für eine Thrombose ist in den ersten zwölf Monaten der Einnahme besonders erhöht [24], auch dann, wenn Sie die Einnahme nach einer Pause von vier Wochen oder mehr wieder beginnen. Das Risiko ist auch abhängig von den Veränderungen Ihrer individuellen Risikofaktoren. Es ist wichtig, darauf zu achten, wie die Risiken sich mit zunehmender Einnahmedauer bei Ihnen verändern oder ob neue Risiken, z. B. erhöhter Blutdruck, aufgetreten sind. Daher sollten Sie regelmäßige Termine bei Ihrem Frauenarzt wahrnehmen und dabei prüfen lassen, ob das Präparat noch für Sie geeignet ist.

**Wie lange nach Absetzen der Pille ist das Thromboserisiko eigentlich erhöht?**

- Das Risiko bleibt für ca. drei Monate bestehen, danach sinkt es auf die Werte von Nicht-Anwenderinnen ab [24].

**Woran merke ich, dass ich eine Thrombose oder so was habe?**

- Die folgenden Anzeichen können auf eine Thrombose hinweisen: starke Schmerzen oder Schwellungen in den Beinen, plötzlich auftretende Luftnot, beschleunigte Atmung oder Husten, Brustschmerzen sowie Taubheitsgefühl des Gesichts bzw. Schwächegefühl im Arm oder im Bein [35]. Es können auch Schwindel, Übelkeit sowie Verwirrtheit, Sehstörungen, Kopfschmerzen oder Sprachstörungen auftreten, wenn Sie einen Schlaganfall oder Herzanfall erleiden. Sollten Sie solche Symptome bei sich wahrnehmen, suchen Sie bitte unverzüglich einen Arzt auf.

**Ist das Thromboserisiko bei den unterschiedlichen hormonellen Verhütungsmethoden gleich?**

- Nein. Es gibt da Unterschiede. Kombinierte orale Kontrazeptiva erhöhen das Risiko bei langfristiger Einnahme um das Zwei- bis Dreifache. Die meisten Minipillen, die nur Gestagen enthalten, erhöhen das Risiko nicht. Wahrscheinlich erhöht auch das Implantat Implanon NXT® oder Depot-Gestagen-Präparate das Thromboserisiko nicht. Es gibt aber nach wie vor viele offene Fragen, sodass die Angabe absoluter Zahlen zum Vergleich schwierig ist.

**Ist das Thromboserisiko bei den neuen Pillen höher?**

- Das Risiko ist nicht per se bei den Pillen der 3. Generation höher. Es sieht so aus, dass das Risiko von der Art des Gestagens abhängt. Man geht aber davon aus, dass Frauen mit einem erhöhten Grundrisiko häufiger eine Pille der 3. Generation verordnet bekommen. Daher kann es in Datenerhebungen so aussehen, als ob solche Pillen ein höheres Risiko bergen.

**Ich habe gehört, dass das Verhütungspflaster ein geringeres Thromboserisiko hat, weil die Hormone ja nicht oral eingenommen werden. Stimmt das?**

- Das stimmt so nicht. Die Hormone gelangen über die Haut genauso in den Blutkreislauf wie nach der Einnahme einer Tablette. Tatsächlich können die Hormonspiegel der Pflaster nach drei Wochen höher sein als bei einer Pille. Das Risiko für eine Thrombose ist mindestens genauso hoch, wenn nicht höher. Das wird zurzeit noch diskutiert. Auch für den Verhütungsring wird angenommen, dass das Risiko mindestens dem für kombinierte Pillen entspricht.

**Ich habe gehört, dass das Schlaganfallrisiko durch die Einnahme der Hormone erhöht wird. Stimmt das?**

- Das Schlaganfallrisiko ist bei Frauen im gebärfähigen Alter im Allgemeinen sehr gering. Das absolute Risiko für einen Schlaganfall wird durch kombinierte hormonelle Kontrazeptiva geringfügig erhöht.

**Erhöht sich das Risiko für einen Herzinfarkt?**

- Abhängig von der Estrogendosis (EE > 20 µg) scheint unter kombinierten hormonellen Kontrazeptiva das Risiko leicht erhöht. Gestagen-Mono-Präparate erhöhen das Risiko anscheinend nicht. Gleichzeitiges Rauchen, eine Fettstoffwechselstörung, erhöhter Blutdruck und schlecht eingestellter Diabetes mellitus wirken sich ungünstig auf das Herzinfarktrisiko aus.

**Ich muss operiert werden. Kann ich die Pille weiternehmen?**

- Das kommt auf die Art der Operation an. Es gibt Operationen, die mit einem erhöhten Risiko für Blutgerinnsel einhergehen. Vor solchen Operationen müssen insbesondere KOK abgesetzt werden. Auch die Minipille sollte, wenn möglich abgesetzt werden. Sprechen Sie beim Vorgespräch zur OP das Thema an, falls Sie nicht danach gefragt werden, ob Sie Kontrazeptiva einnehmen.



### 4.1.2 Hintergrundinformationen

Die langfristige Einnahme von KOK erhöht das Thromboserisiko ungefähr um das Zwei- bis Dreifache gegenüber der Nichtanwendung. Ungefähr zwei von 10.000 Nicht-Anwenderinnen erfahren eine VTE innerhalb von zwölf Monaten. In ein bis zwei Prozent der Fälle verläuft eine VTE tödlich. Zwischen 20 und 30 von 10.000 Frauen pro Jahr erleiden während einer Schwangerschaft eine Thrombose. Die Häufigkeit ist in allen Dritteln der Schwangerschaft gleich hoch. Im Wochenbett (den ersten sechs Wochen nach der Geburt) ist das Risiko bis dreimal höher als in der Schwangerschaft [36].

Die EMA kommt in einer kritischen Bewertung im Jahre 2014 zu dem Schluss, dass insgesamt der Nutzen der kombinierten hormonellen Kontrazeptiva die Risiken, insbesondere die einer Thrombose, überwiegt.

Die Beurteilung der kardiovaskulären Risiken durch kombinierte hormonelle Kontrazeptiva ist komplex, und die Daten können durch sog. Selektionsbias verzerrt sein. Dies

**Tab. 4.1** Risiko für eine Thrombose für ein Jahr [35]

| Art der Verhütung bzw. des Progesterons | Risiko |
|---|---|
| Frauen, die keine Form von kombinierter hormoneller Kontrazeption anwenden | Ca. 2 von 10.000 Frauen |
| Frauen, die kombinierte hormonelle Kontrazeptiva mit Levonorgestrel, Norethisteron oder Norgestimat anwenden | Ca. 5–7 von 10.000 Frauen |
| Frauen, die Kombinierte hormonelle Kontrazeptiva mit Etonogestrel oder Norelgestromin anwenden | Ca. 6–12 von 10.000 Frauen |
| Frauen, die kombinierte hormonelle Kontrazeptiva mit Drospirenon, Gestoden oder Desogestrel anwenden | Ca. 9–12 von 10.000 Frauen |
| Frauen, die kombinierte hormonelle Kontrazeptiva mit Chlormadinon, Dienogest oder Nomegestrol anwenden | Noch nicht bekannt[1] |

[1] Weitere Studien laufen oder sind in der Planung, um ausreichenden Daten zur Beurteilung des Risikos zu sammeln.

ist der Fall, weil evtl. Frauen mit einem höheren Grundrisiko für Thrombose häufiger die Gestagene der neueren Generation verordnet bekommen haben.

Das Risiko für eine Thrombose unter Einnahme von KHK ist sehr stark von der Ethinylestradiol-Dosis abhängig. Am niedrigsten ist es für KOK mit einer Ethinylestradiol-Dosis von < 20 µg [24].

Vergleicht man unterschiedliche KOK unter Berücksichtigung der Estrogendosis und des eingesetzten Gestagens, zeigt ein Präparat mit > 50 µg Ethinylestradiol und Levonorgestrel das höchste Thromboserisiko. Bei den niedrig dosierten Präparaten (≤ 30 µg EE) ist der zusätzliche Einfluss des Gestagens auf das Thromboserisiko eher klein [24].

Die EMA beurteilt das Risiko in Abhängigkeit vom eingesetzten Gestagen wie in Tab. 4.1 dargestellt.

Die aufgeführten Zahlen gelten für Frauen, die keine weiteren Risikofaktoren für eine Thrombose haben. Der Einfluss des Gestagens wird wichtiger, wenn das Risiko für eine Thrombose bei der Frau per se schon erhöht ist.

Ein sorgfältiges Abfragen solcher Risiken durch den Arzt ist vor der Verordnung eines Kontrazeptivums unerlässlich, um das Risiko-Nutzen-Verhältnis individuell bewerten zu können. Folgende Faktoren erhöhen das Thromboserisiko und stellen eine KI für die Anwendung kombinierter hormoneller Kontrazeptiva dar:

- VTE bestehend oder in der Anamnese,
- bekannte familiäre oder erworbene Prädisposition für eine VTE (z. B. Faktor-V-Leiden, VTE bei Angehörigen 1. oder 2. Grades mit Thrombosen/Thromboembolien im Alter < 50 Jahre bzw. bei atypischen Lokalisationen auch > 50 Jahre),
- größere Operationen mit längerer Immobilisierung (falls planbar, KHK mindestens vier Wochen vorher absetzen und erst zwei Wochen nach kompletter Mobilisierung wieder einnehmen),
- Vorliegen mehrerer Risikofaktoren.

Das Risiko für einen Herzinfarkt ist unter KOK offenbar maximal zweifach erhöht. Insgesamt ist das Risiko aber nach wie vor unklar, dabei aber stark abhängig von der Ethin-

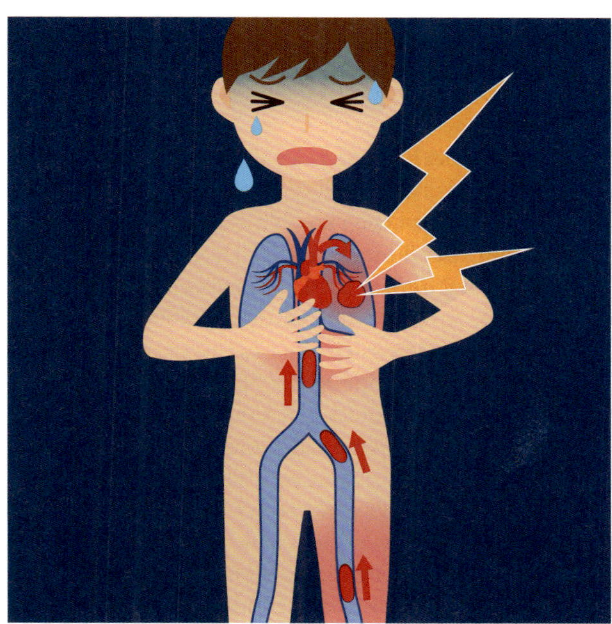

**Abb. 4.1** Es bestehen Risiken für kardiovaskuläre Nebenwirkungen.

ylestradiol-Dosis [24]. Das Vorliegen weiterer Risikofaktoren wie Rauchen, Dyslipidämie oder schlecht eingestellter Diabetes erhöht die Wahrscheinlichkeit für einen Infarkt.

Da das Basisrisiko für einen Schlaganfall im gebärfähigen Alter niedrig ist, ist das absolute Risiko unter Einnahmen von KHK eher gering. Es wird aber besonders durch das Vorliegen schwerwiegender Risikofaktoren wie Hypertonie, Übergewicht sowie Migräne beeinflusst (▸Kap. 4.3).

Folgende Gegenanzeigen sind u. a. im Zusammenhang mit Myokardinfarkt und Schlaganfall zu beachten:

- bestehender Myokardinfarkt oder in der Anamnese oder bestehende Vorboten (z. B. Angina pectoris),
- bestehende zerebrovaskuläre Erkrankungen oder in der Anamnese oder bestehende Vorboten (z. B. TIA),
- bekannte familiäre oder erworbene Prädisposition für einen Myokardinfarkt,
- Migräne mit fokalen neurologischen Symptomen in der Vorgeschichte,
- Vorliegen mehrerer Risikofaktoren oder eines schwerwiegenden Risikofaktors (s. o.).

Weitere zu berücksichtigende Risikofaktoren für kardiovaskuläre Nebenwirkungen sind u. a.:

- zunehmendes Alter, v. a. > 35 Jahre,
- Rauchen, zunehmend mit steigender Anzahl der Zigaretten (Raucherinnen > 35 Jahre wird eine andere Verhütungsmethode empfohlen),
- Hypertonie,
- Adipositas (BMI > 30 kg/m$^2$, ▸Kap. 4.2)
- vorübergehende Immobilisation (z. B. Flugreise > 4 Stunden Dauer)
- Migräne (▸Kap. 4.3),

4

- Erkrankungen, die mit unerwünschten Gefäßereignissen verknüpft sind (z. B. Diabetes mellitus, Erkrankungen der Herzklappen oder Vorhofflimmern, Morbus Crohn, Colitis ulcerosa, Krebs).

Der Arzt kann bei Risiken in der Anamnese bei Bedarf ein detailliertes Thrombophilie-Screening durchführen.

Das genaue Risiko durch Anwendung des nicht oralen kombinierten Verhütungspflasters Evra® wird zurzeit diskutiert. Die kumulative Ethinylestradiol-Dosis über den gesamten Zyklus ist höher als unter Anwendung eines oralen Produkts mit einer Ethinylestradiol-Dosis von 30 µg. Die Frage, ob dies ein erhöhtes kardiovaskuläres Risiko mit sich bringt, kann noch nicht abschließend beantwortet werden.

Die kumulative Ethinylestradiol-Dosis bei Anwendung des NuvaRings® ist im Vergleich zu Pflastern und KOK mit einer Ethinylestradiol-Dosis von 30 µg am niedrigsten [24]. Das ist auch für die erhältlichen aut-idem Produkte anzunehmen. Studienergebnisse zum VTE-Risiko sind laut Hersteller des NuvaRing® widersprüchlich. Die angegebenen Zahlen liegen ungefähr zwischen sechs und zwölf VTE unter 10.000 Frauen, die den Ring für ein Jahr anwenden [33].

Die Einnahme der Minipille oder die Verwendung der Hormonspirale erhöht nach heutigem Stand das Thromboserisiko nicht bzw. nur sehr geringfügig. So erleiden drei bis vier von 10.000 Frauen pro Jahr eine Thrombose. Damit liegt das Thromboserisiko so niedrig wie bei nicht hormonellen Verhütungsmethoden wie z. B. Kupferspirale oder Barrieremethode. Daher können die Minipillen und gestagenhaltige IUS bei strenger Indikation auch bei vorausgegangener Thrombose eingesetzt werden. Bei einer akuten Thrombose sind alle Gestagenpräparate kontraindiziert.

Eine Notfallkontrazeption mit Levonorgestrel erhöht das Thromboserisiko nicht.

Nicht orale Gestagenpräparate können bezüglich des Thromboserisikos schlecht beurteilt werden, da es nur wenige verlässliche Daten gibt. Implanon NXT®, welches Etonogestrel enthält, scheint nach neueren Untersuchungen während der ersten sechs Monate keinen relevanten Einfluss auf das Gerinnungssystem zu zeigen [24]. Die Daten lassen aber keinen Rückschluss auf das Risiko für Thrombosen zu.

Bei längerfristiger Anwendung hormoneller Kontrazeptiva sollte das kardiovaskuläre Risiko regelmäßig durch den behandelnden Arzt neu bewertet werden.

Bei Auftreten von Symptomen einer VTE, Lungenembolie, eines Myokardinfarkts oder Schlaganfalls unter Anwendung von KHK soll sich die Patientin umgehend in ärztliche Behandlung begeben und das Fachpersonal über die Anwendung der KHK informieren (◘ Tab. 4.2). Die Anwendung ist sofort zu unterbrechen. Die Informationen sind auch als „behördlich genehmigtes Schulungsmaterial“ in Form eines Blaue Hand-Briefs zur Abgabe an die Patientinnen erhältlich. Meist kann ein Handzettel über die Apothekensoftware ausgedruckt werden.

Bei geplanten Operationen, die ein hohes oder sehr hohes Risiko für eine Thrombose mit sich bringen, sollten KOK sechs bis acht Wochen vorher abgesetzt werden, da sie einen langfristigen Effekt auf die Blutgerinnung haben (◘ Tab. 4.3). Bei weniger risikoreichen Eingriffen, können KOK bis zur Operation weitergegeben werden. Schließt sich eine Phase der Immobilisierung an, sollte die KOK erst wieder nach vollständiger Mobilisation eingenommen werden.

**Tab. 4.2** Warnsymptome für dringenden Arztbesuch

| Symptom (Ursache) | Detaillierte Anzeichen |
|---|---|
| Starke Schmerzen oder Schwellung eines Beins (VTE) | ▪ Druckschmerz<br>▪ Erwärmung oder Änderung der Hautfarbe des Beins, z. B. Blässe, Rot- oder Blaufärbung |
| Plötzliche unerklärliche Atemlosigkeit/Atemnot (Lungenembolie) | ▪ Starke Schmerzen in der Brust, welche beim tiefen Einatmen zunehmen können<br>▪ plötzlicher Husten ohne offensichtliche Ursache; es kann Blut ausgehustet werden |
| Brustschmerzen (meist plötzlich auftretend, Herzanfall) | Auch nur möglich als:<br>▪ Unwohlsein, Druck, Schweregefühl<br>▪ vom Oberkörper in den Rücken, Kiefer, Hals und Arm ausstrahlende Beschwerden zusammen mit<br>  ▪ Völlegefühl, Verdauungsstörungen oder Erstickungsgefühl<br>  ▪ Schwitzen, Übelkeit, Erbrechen oder Schwindelgefühl |
| Schwäche oder Taubheitsgefühl des Gesichts, Arms oder Beins (Schlaganfall) | ▪ Auf einer Körperseite besonders ausgeprägt<br>▪ Sprach- oder Verständigungsschwierigkeiten<br>▪ plötzliche Verwirrtheit<br>▪ plötzliche Sehstörungen oder Sehverlust<br>▪ schwere oder länger anhaltende Kopfschmerzen/Migräne |

**Tab. 4.3** Thromboserisiko bei chirurgischen Eingriffen

| Risiko | bei |
|---|---|
| Niedrig | Kleineren operativen Eingriffen, Alter < 40 Jahre, keine zusätzlichen Risikofaktoren* |
| Mittel | Kleineren operativen Eingriffen mit zusätzlichen Risikofaktoren **oder** operativen Eingriffen**, Alter 40–60 Jahren ohne zusätzliche Risikofaktoren |
| Hoch | Operativen Eingriffen bei Alter > 60 Jahren **oder** operativen Eingriffen im Alter 40–60 Jahre mit zusätzlichen Risikofaktoren |
| Sehr hoch | Operativen Eingriffen > 40 Jahren mit multiplen Risikofaktoren **oder** Hüft- oder Knieoperationen, Hüftfrakturen **oder** Polytrauma **oder** operativen Eingriffen an der Wirbelsäule |

* zusätzliche Risikofaktoren: Krebserkrankung, vorangegangene Thrombose oder Embolie, Übergewicht, Herzinsuffizienz, Lähmungen, Thrombophilien

** die meisten allgemein-chirurgischen, offen gynäkologischen, urologisch-operativen Eingriffe

## 4.2 Hormonelle Verhütung und das Gewicht

Viele junge Frauen machen sich Gedanken, ob sie durch eine hormonelle Verhütung an Gewicht zunehmen werden. Dabei ist aber nicht nur der kosmetische Aspekt zu bedenken, sondern v. a. die Gesundheitsrisiken, die sich durch ein erhöhtes Körpergewicht, insbesondere Fettleibigkeit, ergeben können. Die Sicherheit und Effektivität bestimmter hormoneller Kontrazeptiva kann durch Adipositas negativ beeinflusst werden. Das durch

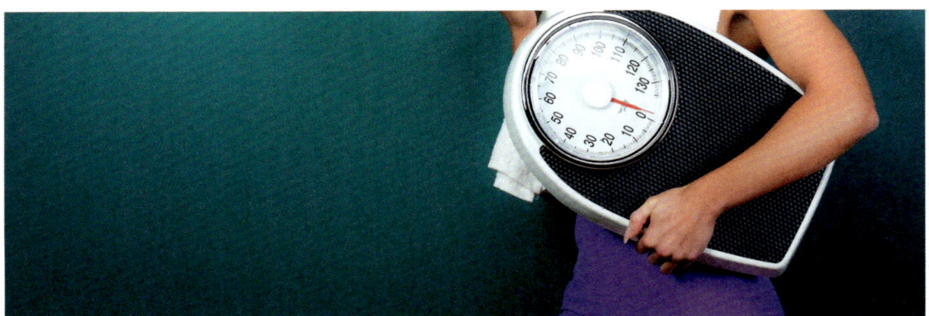

**Abb. 4.2** Wassereinlagerungen erhöhen das Körpergewicht.

die Einnahme der Pille erhöhte Körpergewicht besteht aber zumeist aus Wassereinlagerungen, und diese sind medizinisch eher unbedenklich.

## 4.2.1 Kundenfragen

### Fragen zu Gewichtsveränderungen

**Werde ich durch die Hormone zunehmen?**

- Das ist individuell sehr unterschiedlich. Bei den estrogenhaltigen Präparaten kann es zu Gewichtsveränderungen kommen. Dabei handelt es sich meist um eingelagertes Wasser, ca. ein bis zwei Kilo, ähnlich wie durch die Hormonschwankungen im natürlichen Zyklus. Weiterhin kann der Appetit gesteigert werden und zu einer Zunahme an Körperfett führen. Es gibt dabei kaum Unterschiede zwischen den einzelnen Präparaten. Minipillen haben kaum Einfluss auf das Gewicht.

**Was passiert nach Absetzen der Pille mit dem Gewicht?**

- Da es sich meist um eingelagertes Wasser handelt, wird dieses wieder aus dem Körper verschwinden. Das passiert von alleine, Sport und Diät helfen da nicht.

**Ich habe durch meine Pille so zugenommen. Hilft der Wechsel auf ein anderes Präparat?**

- Zwischen den kombinierten Pillen gibt es kaum Unterschiede. Eine Minipille, also eine Pille ohne Estrogen, führt zumeist nicht zu einer Gewichtszunahme. Fragen Sie Ihren Arzt, ob das eine passende Verhütungsmethode für Sie sein könnte.

**Ich habe gehört, dass es da so eine Pille gibt, die das Wasser ausschwemmt, sodass man nicht zunimmt. Stimmt das?**

- Es gibt solche vermeintlich „gewichts-neutralen" Pillen. Sie können eine Gewichtszunahme durch Wassereinlagerung aber nur bedingt verhindern. Meist ist das Gewicht nach einem Jahr der Einnahme so wie bei den anderen Pillen. Aber die Anwendung dieser Pille kann mit einem unnötig erhöhten Thromboserisiko einhergehen. Wenn Sie durch Einnahme der Pille Gewichtsprobleme bekommen, dann sollten Sie die Wahl der Verhütungsmethode mit dem Arzt besprechen.

**Mein Arzt hat mir eine Depot-Verhütungsspritze vorgeschlagen. Wie sieht das mit der Gewichtszunahme aus?**

- Es kann durch Depot-Gestagen-Präparate zu einer Gewichtszunahme kommen. Es hat sich bei Depo-Clinovir® oder Sayana® gezeigt, dass dies bis zu 6 kg sein können. Aber auch Implanon NXT® kann zu einer stärkeren Zunahme des Gewichts führen.

**Wie beeinflusst das Gewicht das Risiko für Nebenwirkungen?**

- Eine Adipositas, also Fettleibigkeit (BMI > 30 kg/m$^2$), kann das Risiko für unerwünschte Wirkungen am Herz-Kreislauf-System erhöhen. Resultiert das erhöhte Gewicht mehr aus Wassereinlagerungen und nicht aus zusätzlichen Fettpolstern, wird das Risiko nicht beeinflusst.

**Beeinflusst das Körpergewicht die Sicherheit der Kontrazeptiva?**

- Bis auf einige Ausnahmen sind die Präparate auch bei höherem Köpergewicht zuverlässig wirksam. Beim Hormonpflaster muss ab einem Körpergewicht von 90 kg oder mehr mit einer verminderten Verhütungssicherheit gerechnet werden. Das Implantat Implanon NXT® muss bei einer Adipositas evtl. vorzeitig gewechselt werden.

## 4.2.2 Hintergrundinformationen

Alle estrogenhaltigen Pillen können zu Wassereinlagerungen führen und damit das Körpergewicht erhöhen. Im Durchschnitt können ein bis zwei Kilogramm Wasser eingelagert werden. Im Grunde folgt der Körper damit den Signalen eines Hormonzustands, der dem einer Frühschwangerschaft entspricht. Die Estrogene können zusätzlich den Appetit steigern und so zur Steigerung des Fettanteils und Gewichts führen. Ob und wie viel Gewicht zugelegt wird, ist individuell sehr unterschiedlich. Ein Wechsel auf ein anderes estrogenhaltiges Präparat bietet hier keine Vorteile. Drospirenonhaltige Pillen haben eine antimineralocorticoide Partialwirkung und können die Einlagerung von Wasser über die Hemmung von Aldosteron verhindern bzw. verzögern. In Studien hat sich gezeigt, dass dieser Effekt zeitlich begrenzt ist. Nach ca. zwölf Monaten haben die Frauen im Durchschnitt genauso viel zugenommen wie bei einer Pille mit einem anderen Gestagen. Es ist bedenklich, dass diese vermeintlich positive Wirkung im Internet unkritisch diskutiert wird. Drospirenon gehört zu den Gestagenen der 4. Generation und scheint ein erhöhtes Thromboserisiko zu haben (▸ Kap. 4.1).

Medroxyprogesteronhaltige Depotpräparate (z. B. Depo-Clinovir®) können über einen Zeitraum von zehn Jahren zu einer Gewichtszunahme von bis zu 10 kg führen. Viele Frauen beenden deswegen die Anwendung. Bei jungen Frauen unter 18 Jahren scheint ein bereits erhöhter BMI vor Anwendung auf eine Zunahme des Gewichts unter DMPA hinzuweisen. Sollten Frauen fünf Prozent ihres Gewichts in den ersten sechs Monaten zunehmen, so ist es wahrscheinlich, dass sie eine weitere Gewichtszunahme erleiden [37]. Es gibt keine Hinweise auf einen Wirkverlust bei erhöhtem Körpergewicht, allerdings gibt es ab einem BMI > 40 nur noch wenige Daten [37].

Die Anwendung von Evra® Pflastern ist nur für Frauen mit einem Gewicht von maximal 90 kg zugelassen. Bei einem höheren Körpergewicht kann die verhütende Wirkung beeinträchtigt sein.

4

Der Hersteller von Implanon NXT® weist darauf hin, dass mit zunehmendem Körpergewicht der Gehalt an Etonogestrel abnimmt und folgert in einer theoretischen Überlegung, dass die kontrazeptive Wirkung beeinträchtigt sein kann. Daher kann der Arzt einen vorzeitigen Wechsel des Implantats im dritten Jahr in Erwägung ziehen [22]. Es gibt keinen Hinweis darauf, welches Gewicht als kritisch betrachtet wird. Die Vereinigung der britischen Gynäkologen und Geburtshelfer kommt in einem Papier von 2017 zu dem Schluss, dass es keine Evidenz für das vorzeitige Wechseln des Implantats gibt, weist jedoch auf den umgekehrten Zusammenhang zwischen dem Körpergewicht und dem Serumspiegel von Etonogestrel hin. Aus Sicht der Experten sollten betroffene Frauen ab einem Körpergewicht von 150 kg auf ein theoretisches Risiko des Wirkverlustes hingewiesen werden [37].

## 4.3 Unerwünschte Effekte hormoneller Verhütung

Hormonelle Kontrazeption ist nicht risikofrei. Neben den großen Themen wie z. B. Thrombose oder Schlaganfall sind weitere unerwünschte Wirkungen bzw. Risiken zu berücksichtigen. Die Presse greift solche Themen gerne auf. Auch im Internet finden sich unzählige Seiten, die mehr oder weniger fundiert über die Risiken und Nebenwirkungen der hormonellen Verhütung informieren.

### 4.3.1 Kundenfragen

#### Fragen zu weiteren Risiken und Nebenwirkungen

**Wie beeinflussen die Hormone den Cholesterinwert?**

- Orale Kontrazeptiva können je nach individueller Veranlagung und Lebensumstände eine Fettstoffwechselstörung begünstigen. In Abhängigkeit von der Zusammensetzung kann die Pille zu einem Anstieg des Gesamtcholesterins sowie anderer Parameter führen.

**Ich habe Diabetes. Was muss ich beachten?**

- Als Diabetikerin ist es sehr wichtig, dass Sie die regelmäßigen Kontrolltermine bei Ihrem Diabetologen wahrnehmen. Vor Beginn der Anwendung eines hormonellen Kontrazeptivums und danach in regelmäßigen Abständen sollten Blutdruck, Gewicht, HbA1c, das Lipidprofil sowie die Blutzuckerwerte überprüft werden. Die Auswahl des Präparats wird der Arzt auch vom Vorliegen zusätzlicher Risikofaktoren, z. B. Rauchen abhängig machen. Bitte gehen Sie regelmäßig zum Augenarzt und lassen Sie regelmäßig die Nierenwerte überprüfen.

**Ich leide an Bluthochdruck. Kann ich die Pille einnehmen?**

- Es kommt darauf an, wie gut Ihr Bluthochdruck eingestellt ist. Ich empfehle Ihnen, ein Blutdrucktagebuch zu führen. Der Blutdruck muss unter 160/90 mmHg liegen, besser unter 140/90 mmHg. Der Arzt muss auch regelmäßig kontrollieren, ob weitere Risiken für Herz-Kreislauf-Erkrankungen vorliegen. Sollte dies der Fall sein, können Sie die Pille sowie den Vaginalring oder die Pflaster leider nicht anwenden.

**Ich habe gelesen, dass das Krebsrisiko steigt. Stimmt das?**

- Diese Frage kann ich nicht pauschal beantworten. Es kommt hier darauf an, welche Krebsart man betrachtet. Während ein sehr kleines erhöhtes Risiko für Brust- und Gebärmutterhalskrebs besteht, senkt die Einnahme der Pille das Risiko für einige andere Krebsarten, z. B. Kolonkarzinom und Eierstockkrebs. Die Vorteile einer individuell ausgewählten hormonellen Verhütung überwiegen in den meisten Fällen die Risiken. Die Krankenkassen bieten ein umfangreiches Programm an Früherkennungsuntersuchungen für Krebs an. Nehmen Sie regelmäßig daran teil. Sprechen Sie mit Ihrem Arzt, falls Sie weitere Bedenken haben.

**Werde ich von den Hormonen depressiv?**

- Bei den meisten Frauen ändert sich der Gemütszustand nicht. Es ist jedoch bekannt, dass es unter der Einnahme hormoneller Kontrazeptiva zu Gemütsveränderungen oder Depressionen kommen kann. Dies betrifft v. a. junge Frauen und solche mit zugehörigen Vorerkrankungen. Auch die Art der Hormone hat einen Einfluss auf das Risiko für eine Depression. Falls Sie bei sich Veränderungen Ihrer seelischen Verfassung festgestellt haben, sollte Sie mit Ihrem Hausarzt und Gynäkologen darüber sprechen.

**Schaden die Hormone meinen Knochen?**

- Je nach Alter und Knochendichte können die oralen Kontrazeptiva Ihre Knochen schützen. Im Allgemeinen haben die Estrogene eine günstige Wirkung auf die Knochen. Jedoch sind Mikropillen mit einem niedrigen Estrogengehalt für junge Heranwachsende nicht geeignet. Hier kann der Aufbau der maximalen Knochendichte verhindert werden. Ein gesunder Lebensstil schützt Ihre Knochen. Achten Sie auf eine kalziumreiche Ernährung und eine genügende Zufuhr von Vitamin D. Achten Sie auf ausreichende Bewegung. Sport, z. B. Krafttraining, ist in allen Altersgruppen sehr wichtig für die Knochengesundheit.

**Wie wirkt ein Depot-Präparat auf die Knochen?**

- Das Depot-Gestagen MPA (z. B. Depot-Clinovir®) kann bei Heranwachsenden unter 18 Jahren verhindern, dass sich die Knochenmasse und -dichte maximal aufbaut und sollte daher vermieden werden. Auch bei Frauen über 45 Jahren ist DMPA nicht zu empfehlen. In beiden Altersgruppen sollte ein Depotpräparat, wenn überhaupt, nur für maximal zwei Jahre verordnet werden. Gerade Heranwachsende sollten auf das Rauchen verzichten und den Konsum von phosphathaltigen Getränken, wie z. B. Cola, einschränken.

**Wie ist das denn mit der Pille und Migräne?**

- Das hängt von der Art der Migräne ab. Bei einer Migräne mit Aura sind kombinierte estrogenhaltige Kontrazeptiva kontraindiziert. Sie können die Häufigkeit von Kopfschmerzen und Migräne erhöhen. Außerdem erhöhen sie bei dieser Art Migräne das Risiko für einen Schlaganfall. Am besten verhütet man hormonfrei. Als hormonelle Verhütungsalternativen kommen Hormonspirale, Minipille oder estrogenfreie Ovulationshemmer in Frage. Bei einer Migräne ohne Aura können bestimmte hormonelle Kontrazeptiva angewendet werden. Die Differenzierung der Art der Migräne durch den Arzt ist sehr wichtig. Auch weitere individuelle Risikofaktoren spielen eine Rolle.

4

**Stimmt es, dass die sexuelle Lust durch die Hormone leidet?**

- Es gibt zahlreiche Faktoren, welche das Liebesleben beeinflussen, u. a. natürlich die Hormone. Es ist nicht erwiesen, dass die Anwendung von Hormonen zur Verhütung sich negativ auf das Verlangen auswirkt. Andere Faktoren wie Stress scheinen eher eine Rolle zu spielen.

**Bekomme ich Pickel durch die Pille?**

- In der Regel kommt es nicht zu einer Verschlechterung des Hautbildes. Bei schwerer Akne können bestimmte Pillen die Symptome sogar positiv beeinflussen. Nach Absetzen einer hormonellen Kontrazeption kann das Hautbild schlechter werden.

**Ich habe eine störende Akne. Ist die Pille zur Therapie geeignet?**

- Hormonelle Kontrazeptiva dienen dem Zweck der Verhütung. Sie sind in der Regel nicht die erste Therapiewahl bei einer Akne. Sollten Sie jedoch auch eine Verhütung wünschen, kann der Arzt ein Präparat mit einer positiven Wirkung auf die Akne auswählen.

**Ich habe mal gelesen, dass die Hormone dem Körper Vitamine entziehen. Stimmt das?**

- Es ist möglich, dass es durch die Langzeiteinnahme hormoneller Verhütung zu einem Ungleichgewicht in der Versorgung mit einigen Vitaminen und Mineralstoffen kommen kann. Vegetarier und Veganer können aufgrund ihrer Ernährungsgewohnheiten mehr gefährdet sein. Auch die Einnahme andere Arzneimittel kann das Risiko erhöhen. Achten Sie daher auf eine ausgewogene, gemüse- und obstreiche Kost. Nur im einzelnen Bedarfsfall sollten Sie zu ergänzenden Produkten greifen. Sollten Sie trotz einer ausgewogenen Ernährung besorgt sein, berate ich Sie gerne.

## 4.3.2 Hintergrundinformationen

### Dyslipidämie

Bei Vorliegen einer Fettstoffwechselstörung sowie einem BMI $\geq 30\,kg/m^2$ mit Zigarettenkonsum sind orale Kontrazeptiva kontraindiziert. Bei Risikopatientinnen kann es sinnvoll sein, eine Dyslipdämie vor Verordnung auszuschließen. Orale Kontrazeptiva führen je nach Zusammensetzung zu einem Anstieg der Triglyceride, LDL und HDL sowie des Gesamtcholesterols. Ein vorübergehender Anstieg der Parameter während der ersten drei Monate wird als nicht proatherogen eingestuft. Erst bei Fortbestehen des Anstiegs nach neun Monaten sowie der Erhöhung des CRP wird von proatherogenen, also relevanten Veränderungen gesprochen.

### Diabetes mellitus

Das Risiko für Typ-1-Diabetes wird durch hormonelle Kontrazeptiva nicht erhöht. Es besteht keine Kontraindikation bei Vorliegen eines Typ-1-Diabetes ohne vorhandene Spätfolgen. Bevorzugt werden einphasige Mikropillen mit einem antiandrogen wirkenden Gestagen eingesetzt. Höhere Estrogendosen verschlechtern die Insulinempfindlichkeit, während antiandrogen wirkende Substanzen sie erhöhen können. Da die bei zyklischer Einnahme oraler Kontrazeptiva auftretenden Hormonschwankungen zu einer Verschlechterung der Stoffwechsellage führen können, sollte die Einnahme der Präparate im LZ oder LZE erfolgen. Depot-Gestagene beeinflussen das Lipid- und Glucoseprofil ungünstig, sodass von einer Anwendung abgeraten wird. Auch Gestagen-Monopillen mit androgener Restwirkung sollten vermieden werden. Auf lange Sicht sollte eine Diabetikerin eine nicht hormonelle Kontrazeption anwenden.

Das Risiko für die Entstehung eines Typ-2-Diabetes wird nicht erhöht. Im Wesentlichen gelten die Empfehlungen wie für die Typ-1-Diabetikerin. Auf die zusätzlichen Risikofaktoren wie Adipositas, Dyslipidämie, Hypertonie etc. sollte besonders geachtet werden.

Nach Berücksichtigung der Angaben der DDG, DGGG, DGGEF e. V. sowie der ADA sind hormonelle Kontrazeptiva bei Diabetes mellitus Typ 1 und 2 unter folgenden Bedingungen relativ kontraindiziert [38]:

- Vorliegen einer Nephropathie,
- diabetischer Retinopathie,
- Übergewicht bei DM Typ 2 mit BMI > 35 kg/m$^2$,
- arterieller Hypertonie,
- Nikotinabusus,
- autonomer Neuropathie,
- bei Patientinnen > 35 Jahren.

### Hypertonie

Ist der Blutdruck gut (RR ≤ 140/90 mm Hg) eingestellt liegt eine relative KI für orale Kontrazeptiva vor. Es können Mikropillen mit Ethinylestradiol ≤ 20 µg eingesetzt werden. Der Blutdruck ist regelmäßig zu kontrollieren und das Vorliegen zusätzlicher Risikofaktoren auszuschließen. Bei Vorliegen einer weiteren vaskulären Erkrankung sind orale Kontrazeptiva kontraindiziert. Die gleichen Empfehlungen gelten für den Vaginalring und das Pflaster.

Ein schlecht eingestellter Hypertonus stellt in Abhängigkeit von der Schwere der Hypertonie eine relative KI dar, falls keine weiteren kardiovaskulären Risikofaktoren vorliegen. Bei einem Blutdruck von > 160/100 mm Hg sind orale Kontrazeptiva absolut kontraindiziert. Ein bestehender Bluthochdruck wird weiter erhöht. Das Risiko für Herzinfarkt und ischämischen Schlaganfall steigt an. Durch die Anwendung von oralen Kontrazeptiva kann ein Hypertonus entstehen. Das Absetzen kann eine Hypertonie verbessern.

### Krebsrisiko

In Beobachtungsstudien hat sich gezeigt, dass sich das Risiko an Brust- oder Gebärmutterhalskrebs zu erkranken erhöht, wenn orale Kontrazeptive angewendet werden. Das Risiko an Kolonkarzinom, Ovarialkrebs oder Endometriumkrebs zu erkranken, sinkt jedoch [39]. Nicht nur die älteren Präparate, sondern auch die neueren Pillen mit reduzierter Estrogendosis zeigen diesen Effekt [40].

Estrogene und Gestagene stimulieren die Entwicklung und das Wachstum einiger Karzinome. Die bisher vorliegenden Studien zum Brustkrebsrisiko zeigen ein gemischtes Bild und bezogen sich meist auf ältere Präparate. In einer neueren Studie wurde auch ein erhöhtes Risiko für die neueren Kontrazeptiva gefunden [41]. Das Risiko stieg mit der Dauer der Anwendung und war Jahre nach dem Absetzen nachweisbar. Obwohl es Unterschiede zwischen den verschiedenen Kombinationspräparaten gab, waren diese nicht signifikant. Auch die Mikropille, die Minipille sowie die Gestagen-Spirale erhöhten das

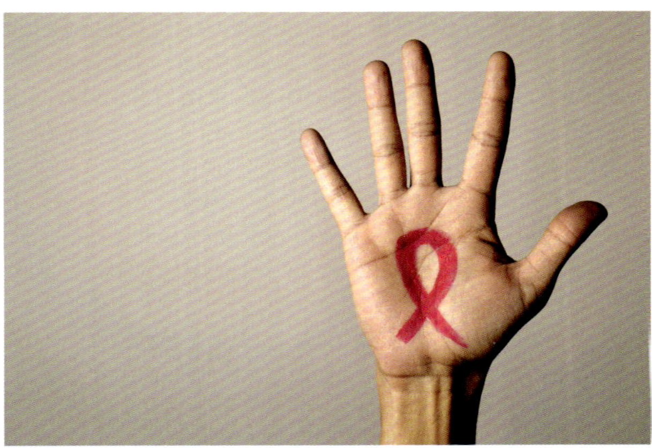

**Abb. 4.3** Die Einnahme der Pille erhöht geringfügig das Brustkrebsrisiko.

Risiko für Brustkrebs. Der absolute Anstieg betrug einen zusätzlichen Brustkrebsfall pro 7690 Frauen, die ein Jahr lang verhütet hatten. Zusammenfassend muss davon ausgegangen werden, dass das Brustkrebsrisiko durch die Anwendung unterschiedlicher hormoneller Kontrazeptiva steigt, wenn auch nur sehr geringfügig. Das erhöhte Risiko ist auch nach Absetzen noch nachweisbar.

Orale Kontrazeptiva können die Anfälligkeit der Gebärmutterhalszellen für dauerhafte Infektionen mit risikoreichen HPV-Arten erhöhen. Das Vorliegen einer solchen Infektion kann Gebärmutterhalskrebs auslösen. Frauen, die fünf Jahre oder länger ein orales Kontrazeptivum anwenden, haben ein erhöhtes Risiko, welches mit Dauer der Anwendung zunimmt. Nach Absetzen sinkt das Risiko wieder ab [39].

Die Unterdrückung der Proliferation der endometrialen Zellen erniedrigt das Risiko für Endometriumkrebs. Anwenderinnen von oralen Kontrazeptiva haben ein reduziertes Risiko an diesem Krebs zu erkranken. Der Effekt hält auch einige Jahre nach dem Absetzen noch an [39].

Das Ovarialkrebsrisiko sinkt durch die reduzierte Einwirkung weiblicher Hormone auf die Eierstöcke durch die Unterdrückung des Eisprungs durch die Kontrazeptiva. Die Frauen, die mit oralen Kontrazeptiva verhütet haben, haben ein zwischen 30 bis 50 Prozent reduziertes Risiko. Je länger verhütet wurde desto größer ist der Effekt. Er hält bis zu 30 Jahre nach Absetzen an [39].

Orale Kontrazeptiva werden mit einer Risikoreduzierung von 15 bis 20 Prozent für Darmkrebs in Verbindung gebracht [39].

Vaginalringe und -pflaster sind ähnlich wie die oralen Kontrazeptiva einzustufen.

## Depressionen

In den Fachinformationen der Präparate finden sich Hinweise auf häufige oder gelegentliche depressive Verstimmungen. Ein Review im Jahr 2016 kam zu dem Schluss, dass es bezogen auf die KOK nur ein sehr geringes Risiko für Depressionen gibt [42]. Die Autoren bemerken aber auch, dass aufgrund unterschiedlicher Untersuchungsmethoden schwierig sei, zu einer klaren Schlussfolgerung zu kommen. Eine dänische Studie kam 2016 zu dem Schluss, dass die Anwendung hormoneller Kontrazeption mit einer anschließenden Verordnung von Antidepressiva und einer Diagnose für Depression assoziiert war [43]. Dies war besonders bei jungen Heranwachsenden zu beobachten. Die gleiche Arbeitsgruppe veröffentlichte in 2017 eine weitere Studie, in der sie zu dem Schluss kommt, dass das Risiko für Suizid positiv mit der Anwendung hormoneller Kontrazeptiva verknüpft ist [44]. Das Risiko scheint auch hier für junge Heranwachsende besonders in den ersten Monaten der Anwendung erhöht zu sein. Die Studie sieht das geringste Risiko bei den kombinierten Präparaten. Das Risiko für Gestagen-Mono-Präparate war höher, gefolgt von Vaginalringen. Am höchsten war das Risiko für Verhütungspflaster. Zusammenfassend lässt sich sagen, dass vor der Verordnung hormoneller Kontrazeption das Vorliegen einer Depression ausgeschlossen werden sollte. Die Präparate sind nicht kontraindiziert, sollten aber bei Vorliegen einer Depression mit Vorsicht eingesetzt werden. Sollten während der Einnahme Stimmungsschwankungen auftreten, wird der Arzt entweder die Umstellung auf ein anderes Präparat oder die Beendigung der hormonellen Verhütung in Erwägung ziehen.

In einem Rote Hand-Brief im Januar 2019 informieren Zulassungsinhaber und Vertreiber von hormonellen Kontrazeptiva über die Aufnahme neuer Informationen in die Fachinformationen und Packungsbeilagen. Das allgemein bekannte unerwünschte Auftreten von depressiven Verstimmungen und Depressionen unter hormonellen Kontrazeptiva wird speziell hervorgehoben. Es wird betont, dass die Effekte schwerwiegend sein können und daher ein Risiko für einen Suizid bestehen kann [45]. Patientinnen werden aufgefordert ihren Arzt zu kontaktieren, sollten Stimmungsschwankungen auftreten. Entsprechende Verdachtsfälle sollen an das BfArM gemeldet werden.

### Migräne

Vor der Anwendung oraler Kontrazeptiva ist bei Migräne-Patientinnen eine Differentialdiagnose durch einen Neurologen indiziert. Frauen haben eine höhere Inzidenz für Migräne als Männer. Die weiblichen Hormone begünstigen das Auftreten einer Migräne. So treten die Mehrheit der Anfälle um oder zum Zeitpunkt der Menstruation auf.

Bei einer Migräne mit Aura sind kombinierte orale und nicht orale Kontrazeptiva absolut kontraindiziert, da das Schlaganfallrisiko verdoppelt wird. Weiterhin kann die Inzidenz von Kopfschmerzen und Migräne erhöht werden. Eine hormonfreie Kontrazep-

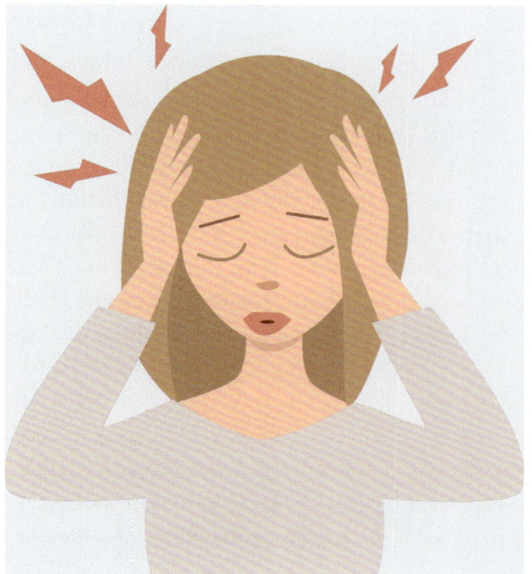

**Abb. 4.4** Estrogene begünstigen das Auftreten von Migräne.

tion ist zu bevorzugen. Die Anwendung der Hormonspirale, der Minipille oder eines estrogenfreien Ovulationshemmers ist möglich. Eine gepoolte Analyse von vier Studien konnte, wenn auch mit sehr niedriger Evidenz, zeigen, dass Desogestrel 75 µg/Tag die Häufigkeit der Migräne moderat senken konnte [46].

Bei einer Migräne ohne Aura ist die Anwendung kombinierter Kontrazeptiva möglich. Die Einnahme sollte bevorzugt im LZ oder LZE erfolgen (▸ Kap. 3.1).

### Osteoporose

Orale Kontrazeptiva sind bei Vorliegen einer Osteoporose zwar nicht kontraindiziert, in Bezug auf die Knochendichte gibt es jedoch für orale Kontrazeptiva widersprüchliche Angaben. Je nach Knochenalter, dem Zeitpunkt der Messung der Knochendichte, der Zusammensetzung des oralen Kontrazeptivums und der Dauer der Einnahme beeinflussen die Sexualhormone die Knochenmasse sehr unterschiedlich. Der Effekt ist schwierig zu beurteilen. Für Heranwachsende, deren maximale Knochendichte (ca. im Alter zwischen 25 und 30 Jahre) noch nicht erreicht ist, sind Mikropillen mit Ethinylestradiol 20 µg und DMPA-Präparate relativ kontraindiziert und sollten vermieden werden. Der Aufbau der maximalen Knochenmasse wird nicht ausreichend unterstützt, und MPA reduziert die Knochenmasse. Auch ältere Frauen sollten DMPA daher meiden. Wenn überhaupt sollte DMPA nur für maximal zwei Jahre verordnet werden.

Bei maximaler Knochendichte schützt die Anwendung oraler Kontrazeptiva die Knochen, auch die Mikropille, unabhängig von anderen Parametern wie z. B. Alter, Alkoholkonsum oder der Kalziumaufnahme. Die unterschiedlichen Gestagene verändern den günstigen Effekt der Estrogene nicht. Eine Ausnahme bildet Chlormadinon. Es fördert die Differenzierung der Osteoblasten. Der Effekt auf die Knochendichte ist allerdings bisher nicht untersucht.

In der Adoleszenz, aber auch später im Leben beeinflusst das körperliche Training den Knochenaufbau jedoch stärker positiv als die Einnahme oraler Kontrazeptiva. Gerade bei Heranwachsenden wirken sich die ungünstigen Effekte durch Rauchen oder den Genuss phosphathaltiger Getränke besonders nachteilig aus.

### Libido

Hormonelle Kontrazeptiva können zu einer Zu- und Abnahme der Libido führen. Die meisten Anwenderinnen bleiben jedoch davon unbeeinflusst. Die Zusammenhänge sind nicht gut untersucht. Zumeist lässt sich in Studien kein kausaler Effekt der Hormone auf die Libido feststellen. Andere Faktoren haben anscheinend einen größeren Effekt auf das Liebesleben, z. B. das Alter, Stress oder Partnerschaftsprobleme. Die unterschiedlichen Dosierungen der Estrogene sowie Eigenschaften der Gestagene waren für die Beeinflussung der Sexualfunktion nicht wesentlich ausschlaggebend. Im Einzelfall kann die Umstellung auf ein Präparat mit mehr androgenen Eigenschaften erwogen werden. Niedrig dosierte Mikropillen können zu vaginaler Trockenheit und somit zu Störungen in der Sexualfunktion führen.

### Haut

Gestagene haben einen Effekt auf die Talgdrüsen. Sie vermindern die Talgproduktion. Dadurch mindern sich Hautunreinheiten. Das Nachfetten der Haare kann ein wenig verzögert werden. Kontrazeptiva mit antiandrogener Wirkung haben einen stärkeren positiven Effekt auf die unreine Haut.

**Tab. 4.4** Vitamine und Mineralstoffe, deren Haushalt durch die Pille gestört werden kann [47]

| Nährstoff | Funktion, u. a. | Auswirkungen eines Mangels, u. a. |
|---|---|---|
| Folsäure | Unterstützt Zellwachstum und -teilung, Blutzellbildung im Knochenmark, Nervenschutz | Wachstumshemmung aller sich schnell teilenden Zellen, erhöhte Homocysteinspiegel |
| Vitamin $B_2$ | Nervenschutz, Entgiftung von Homocystein | Erhöhter Homocysteinspiegel |
| Vitamin $B_6$ | Regulation des Eiweißstoffwechsels, Steuerung vieler enzymatischer Reaktionen (z. B. Produktion von Serotonin), unterstützt das Immunsystem, Blutbildung, Nervenschutz, Entgiftung von Homocystein, Energieversorgung und Zellschutz | Konzentrationsstörungen, Reizbarkeit, Schlaflosigkeit, erhöhter Homocysteinspiegel |
| Vitamin $B_{12}$ | Entgiftung von Homocystein | Erhöhter Homocysteinspiegel |
| Vitamin C | Antioxidans, schützt die Gefäße und andere lebenswichtige Zellbausteine vor oxidativen Schäden | Störungen der Gefäßfunktion, des Blutdrucks, des Herz-Kreislauf-Systems |
| Vitamin E | Antioxidans und Zellschutz, v. a. im Fettstoffwechsel | Störungen der Muskel- und Nervenfunktion |
| Magnesium | Als Aktivator für Enzyme wichtig für den Stoffwechsel: Energiegewinnung, Nervenfunktion, Muskelkontraktion, fördert Bildung von Serotonin, „Antistress-Mineral", verbessert Fließeigenschaften des Blutes | Negativer Einfluss auf die Gefäßfunktion und Fließeigenschaften des Blutes (Thromboserisiko und Blutdruck), instabile Blutzuckerspiegel |
| Selen | Antioxidans, wichtig für die Aktivierung von Thyroxin, unterstützt das Immunsystem | Beeinträchtigung der Schilddrüsenfunktion, Immunschwäche |
| Zink | Spurenelement des Stoffwechsels, beteiligt an Aufbau der Erbsubstanz und im Zellwachstum, unterstützt das Immunsystem | Gestörter Serotonin Haushalt und Insulinstoffwechsel, gestörtes Immunsystem, schlechte Wundheilung |

## Vitamin- und Mineralhaushalt

Die Langzeiteinnahme der Pille wird mit verschiedenen Störungen im Vitamin- und Mineralstoffhaushalt in Verbindung gebracht [47]. Stimmungsschwankungen durch gestörte Serotoninbildung oder erhöhtes Risiko für Venenthrombosen durch erhöhte Homocysteinspiegel werden z. B. damit assoziiert (Tab. 4.4). Anwenderinnen hormoneller Verhütung sollten auf die Wichtigkeit einer gemüse- und obstreichen Ernährung hingewiesen werden. Im Bedarfsfall kann eine Ergänzung mit ausgewählten Vitamin- oder Mineralprodukten sinnvoll sein. Dabei sind die empfohlenen Tagesdosen sowie die Gegenanzeigen der einzelnen Mikronährstoffe zu beachten. Im Einzelfall kann es angebracht sein, die Blutwerte untersuchen zu lassen.

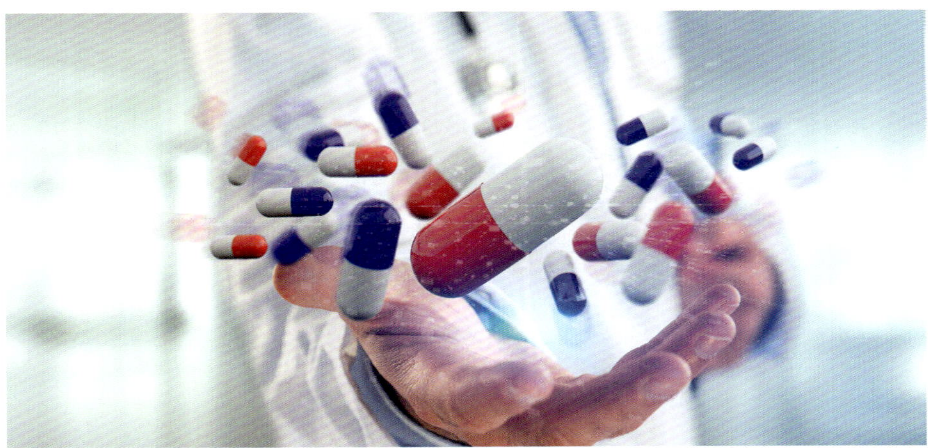

Abb. 4.5 Interaktionen können die Wirkung der hormonellen Kontrazeptiva herabsetzen.

## 4.4 Wichtige Wechselwirkungen

Die zuverlässige Wirkung ist das A und O eines Kontrazeptivums. Sie kann u.a. durch Wechselwirkungen mit anderen Arzneimitteln beeinträchtigt werden. Oft bestehen bei den Anwenderinnen Unsicherheiten oder sogar Unwissenheit bezüglich der Effekte anderer Arzneimittel auf die Sicherheit der Verhütung. Die Sexualhormone können in seltenen Fällen auch die Behandlung von chronischen Erkrankungen beeinträchtigen. Bei der Abgabe kritischer Arzneimittel an Frauen im gebärfähigen Alter, ist es wichtig zu erfragen, ob hormonelle, orale oder nicht orale Verhütungsmittel angewendet werden.

### 4.4.1 Kundenfragen

#### Fragen zu Interaktionen

**Verursachen alle Antibiotika ein Problem mit der Pille?**

- Potenziell ja. Bei einigen Antibiotika, z.B. solche gegen Tuberkulose, muss immer mit einer Beeinträchtigung gerechnet werden. Andere Antibiotika sind da nicht so problematisch. Da es aber unter eine Antibiotika-Therapie häufig zu Durchfall und Erbrechen kommen kann, empfehle ich sicherheitshalber während der Therapie und bis zu sieben Tage nach Beendigung der Therapie zusätzlich mit einem Kondom zu verhüten.

**Welche Wirkstoffe sind denn ganz besonders gefährlich für die Pille?**

- Arzneimittel, die die Metabolisierung der Hormone in der Leber anregen sind besonders problematisch. Dazu gehören z.B. einige Arzneimittel gegen Epilepsie oder HIV-Therapeutika.

**Hat die Einnahme von Heilerde Auswirkungen auf die Sicherheit der Pille?**

- Die Sicherheit der Pille könnte beeinträchtigt sein. Heilerde ist ein natürliches, mineralisches Pulver. Heilerde kann andere Arzneimittel binden, sodass diese nicht mehr ins Blut gelangen und ihre Wirkung entfalten können. Um sicher zu sein, sollten Sie die Heilerde in einem ein- bis zweistündigem Abstand zur Pille und zu anderen Arzneimitteln einnehmen.

**Ich habe nun Durchfall durch das eingenommene Antibiotikum. Was ist jetzt mit der Sicherheit der Pille?**

- Treten Durchfall oder Erbrechen jeglicher Ursache innerhalb von vier Stunden nach Einnahme der Pille auf, kann die Wirksamkeit beeinträchtigt sein. Sie sollten unbedingt für die Dauer der Antibiotika-Therapie und noch bis sieben Tage nach Beendigung der Therapie mit einem Kondom verhüten. Ihre Pille nehmen Sie trotzdem wie gewohnt weiter ein. Reicht der Zeitraum der zusätzlichen Verhütung in das einnahmefreie Intervall, lassen Sie das eine einnahmefreie Intervall aus und beginnen sofort ohne Pause mit einer neuen Packung.

**Ich verhüte mit dem Vaginalring. Da kann es nicht zu Wechselwirkungen kommen, oder?**

- Die Hormone werden über die Vaginalschleimhaut in die Blutbahn aufgenommen und entfalten so ihre Wirkung. Daher kann es auch mit bestimmten Arzneimitteln zu einem Verlust der verhütenden Wirkung der Vaginalringe kommen. Im Zweifel prüfe ich das gerne für Sie nach.

**Ich leide an Epilepsie. Was muss ich beachten?**

- Einige Antiepileptika können die Wirkung der Pille und auch anderer hormoneller Verhütungsmethoden stark herabsetzen. Ich überprüfe gerne, ob Ihre Arzneimittel dazu gehören. Sollte dies der Fall sein, sollten Sie auf eine nicht hormonelle, sichere Verhütungsmethode umstellen. Am besten besprechen Sie sich mit Ihrem Arzt. Geeignet sind eine Spirale aus Kupfer oder auch die Hormonspirale.

**Ich nehme Blutverdünner ein. Geht das mit der Pille?**

- Die Wirkung bestimmter Blutverdünner kann durch hormonelle Verhütungsmethoden beeinflusst werden. Sehr wichtig ist auch, dass der Gynäkologe über den Blutverdünner Bescheid weiß, um zu entscheiden, ob eine hormonelle Verhütung für Sie geeignet ist.



### 4.4.2 Hintergrundinformationen

Wechselwirkungen zwischen Arzneimitteln sind vielfältig. Pharmakokinetische Interaktionen können die Resorption, die Verteilung, Bindung an Proteine, die Metabolisierung, den enterohepatischen Kreislauf oder die Elimination der Interaktionspartner betreffen. Bei den pharmakodynamischen Wechselwirkungen beeinflussen sich die Interaktionspartner direkt an der Zielstruktur, z. B. durch Verdrängung vom Rezeptor oder verändern Funktionen am selben Organ oder über den gleichen Regelkreis.

Sexualsteroide werden nach der Resorption teilweise bereits in der Darmschleimhaut und in der Leber durch die vorhandenen Enzyme metabolisiert. Durch den First-Pass-Effekt werden sie dort meist inaktiviert. Dieser Effekt wird bei den transdermal und vaginal applizierten Hormonen weitestgehend umgangen. Die Inaktivierung geschieht mittels einer Oxidation durch das CYP und anschließender Bildung von Metaboliten durch Glucuronidierung via UGT oder durch Kopplung mit aktiviertem Sulfat. Die Metaboliten werden über die Galle oder Leber in den Darm abgegeben. Die Sexualsteroide unterliegen dem enterohepatischen Kreislauf. Dabei werden im Darm durch die vorhandenen Mikroorganismen die Glucuronsäure- oder Sulfatreste aus der Leberpassage wieder abgespalten. Eine erneute Resorption und Weiterleitung an die Leber erfolgt. Ein Teil der Steroide gelangt wieder in den systemischen Kreislauf. Bei den Estrogenen trägt dieser Anteil zur Gesamtwirkung bei. Gestagene dagegen zirkulieren nur als inaktive Metaboliten, was für die Gesamtwirkung nicht wichtig ist. Individuelle Unterschiede in den Aktivitäten der Enzyme führen bei den Anwenderinnen zu starken Unterschieden in den Serumspiegeln der Steroide. Die Sexualsteroide können ebenfalls selbst verschiedene CYP-Enzyme und die Glucuronidierung hemmen [48].

Arzneimittel, welche die Enzymbildung in der Leber induzieren, schwächen die Wirkung der Hormone ab, sodass es zum Verlust der kontrazeptiven Wirkung kommen kann (◘ Tab. 4.5).

Wird der enterohepatische Kreislauf unterbrochen, z. B. durch Störung der Darmflora aufgrund von Antibiotikaeinnahme, wird der Anteil der verfügbaren Estrogene reduziert und die kontrazeptive Wirkung kann verloren gehen. Dies betrifft v. a. kombinierte orale Kontrazeptiva. In geringem Maße können auch Verhütungspflaster und -ringe von diesem Effekt betroffen sein. Gestagene betrifft dies nicht. Die Frage nach der Relevanz der Interaktion ist nicht abschließend geklärt. Aktuell wird davon ausgegangen, dass der Effekt einer Antibiose auf den enterohepatischen Kreislauf überschätzt wird [49]. Es ist unklar wie sehr beobachtete Blutungsunregelmäßigkeiten bei Anwendung hormoneller Kontrazeptiva unter Antibiose mit Auftreten von Durchfall und Erbrechen oder unregelmäßiger Einnahme der Pille zusammenhängen. So findet sich in der aktuellen ABDA-Datenbank auch kein Hinweis auf notwendige zusätzliche Verhütung, es sei denn es treten innerhalb von vier Stunden nach der Einnahme der Pille Durchfall oder Erbrechen auf [50].

◘ **Tab. 4.5** Beispiele von Wirkstoffen, die die Wirkung der Hormone abschwächen können. Nach [48]

| Wirkstoffgruppe | Arzneistoff | Mechanismus | Klinisch relevant |
|---|---|---|---|
| Antiepileptika | Carbamazepin | CYP- und UGT-Induktion | Ja |
| | Ethosuximid | | |
| | Fosphenytoin | | |
| | Lamotrigin | | |
| | Oxcarbazepin | | |
| | Phenobarbital | | |
| | Phenytoin | | |
| | Primidon | | |
| | Topiramat (> 200 mg/Tag) | | |
| Antidepressiva | Johanniskraut | CYP-Induktion | Ja |

**Tab. 4.5** Beispiele von Wirkstoffen, die die Wirkung der Hormone abschwächen können. Nach [48] (Fortsetzung)

| Wirkstoffgruppe | Arzneistoff | Mechanismus | Klinisch relevant |
|---|---|---|---|
| Antiemetika | Aprepitant | CYP-Induktion | Ja |
| Akne-Therapeutika | Isotretionin | CYP-Induktion | Ja |
| Antibiotika | Cephalosporine | Unterbrechung enterohepatischer Kreislauf möglich durch Veränderung der Darmflora | Ja, v. a. wenn es zu Durchfall und Erbrechen kommt |
| | Fusisidinsäure | | |
| | Metronidazol | | |
| | Neomycin | | |
| | Nitrofurantoin | | |
| | Penicilline | | |
| | Sulfonamide | | |
| | Tetracycline | | |
| Antituberkulotika | Rifampicin | CYP-Induktion | Ja |
| | Rifabutin | | |
| Antimykotika | Griseofulvin | CYP-Induktion | Ja |
| HIV-Therapeutika | Rifonavir und Rifonavir-Booster | CYP- und UGT-Induktion | Ja |
| | Nevirapan | CYP-Induktion | |
| | Efavirenz | | |
| | Etavirin | | |
| Adsorbentien | Med. Kohle | Verminderte Resorption, Unterbrechung enterohepatischer Kreislauf | Wahrscheinlich nein, aber nicht auszuschließen |
| | Colestyramin | | |
| Laxanzien | Schnell wirksame, z. B. osmotische Laxanzien | Verminderte Resorption durch erhöhte Passagegeschwindigkeit | Wahrscheinlich nein |
| Neurokin-Antagonist | Aprepitant | Beschleunigte Elimination der Estrogene | Ja |
| | Fosaprepitant | | |
| Psychostimulantien | Modafinil | CYP-Induktion | Ja |

4

In der Praxis ist es wichtig, die Fachinformationen aller beteiligten Arzneimittel zu prüfen, um eine korrekte Beratung zu den Interaktionen zu gewährleisten. ◘ Tab. 4.5 zeigt Beispiele für Interaktionen und deren klinische Relevanz.

Bei **kurzfristiger** (< zwei Monate) Gabe interagierender Arzneimittel sollte geprüft werden, ob es eine unproblematische Alternative gibt. Ansonsten ist die zusätzliche Verhütung mit einer Barrieremethode während der Zeit der Einnahme eines interagierenden Enzyminduktors und bis zu 28 Tage darüber hinaus notwendig. Dies ist auch bei Verhütungspflastern oder -ringen unverzichtbar. Falls die Einnahme des Enzyminduktors länger als die dreiwöchige Anwendung des Rings bzw. Pflasters andauert, sollte sofort ein neuer Zyklus ohne ringfreie bzw. pflasterfreie Pause begonnen werden.

Bei gleichzeitiger Einnahme interagierender Antibiotika (außer Antituberkulotika), die zur Unterbrechung des enterohepatischen Kreislaufs führen können, sollte bei oralen Präparaten bis zu sieben Tage nach Beendigung der Therapie zusätzlich verhütet werden, um eine ungewollte Schwangerschaft zuverlässig zu verhindern. In dieser Zeit sollte keine Pillenpause eingelegt werden [51]. Treten Durchfall oder Erbrechen innerhalb von vier Stunden nach Einnahme der Pille auf, ist immer eine zusätzliche Verhütung notwendig. In jedem Fall soll die Pille weiter eingenommen werden, um eine Entzugsblutung zu vermeiden. Bei der Anwendung der Ringe und Pflaster ist keine zusätzliche Verhütung notwendig. In den Fachinformationen bzw. Beipackzetteln werden evtl. andere Hinweise gegeben. Dies ist der Patientin zu erläutern.

Ist eine **längerfristige** (> zwei Monate) Gabe eines problematischen Enzyminduktors nicht zu vermeiden, sollte die Verhütungsmethode, wenn möglich, gewechselt werden. Erste Wahl ist ein Intrauterinsystem mit oder ohne Gestagen. Es ist auch möglich (außer bei Antituberkulotika), nach Rücksprache mit dem Arzt zunächst die tägliche Ethinylestradiol-Dosis auf 50 µg bis maximal 70 µg zu erhöhen (ohne Zulassung) [52] und diese im Langzyklus einzunehmen (◘ Tab. 4.6). Sollte es aber trotz erhöhter Dosis zu Durchbruchblutungen kommen, muss die Verhütungsmethode gewechselt werden.

Rifampicin und Rifabutin sind so starke Leberenzym-Induktoren, dass ein Wechsel auf ein IUP bzw. eine zusätzliche Barrieremethode immer zu empfehlen ist.

Wird nach längerfristiger Einnahme ein enzyminduzierendes Arzneimittel abgesetzt, kann die Induktion noch für ca. vier Wochen anhalten. In diesem Zeitraum sollte die angepasste Verhütungsmethode beibehalten werden.

Für die theoretisch denkbaren Fälle einer Verstärkung der Wirksamkeit der Sexualsteroide durch CYP-Hemmer (z. B. Grapefruitsaft, Cimetidin oder Makrolide) gibt es keine klinische Evidenz, sie sind daher kaum relevant.

In nur wenigen Fällen bewirken die Sexualhormone eine Veränderung der Wirksamkeit der Begleitmedikation, wie bei einigen Antiepileptika durch vermehrte Metabolisierung durch Induktion der UGT (◘ Tab. 4.6). Es ist in seltenen Fällen möglich, dass durch CYP-Hemmung Arzneistoffe mit geringer therapeutischer Breite in ihrer Wirksamkeit verstärkt werden.

Die Minipille sowie der estrogenfreie Ovulationshemmer sind auch von den Interaktionen durch Enzyminduktoren wie oben beschrieben betroffen, sodass die gleichen Empfehlungen gelten.

Die Effektivität parenteraler Gestagen-Präparate wird nicht durch Antibiotika (außer Antituberkulotika) beeinträchtigt. Die Präparate können aber in ihrer Effektivität durch Enzyminduktoren abgeschwächt werden. Zur detaillierten Information muss die Fachinformation konsultiert werden. Die meisten Hersteller empfehlen eine Umstellung auf

**Tab. 4.6** Beispiele für veränderte Begleitmedikation

| Arzneistoff | Effekt | Maßnahme |
|---|---|---|
| Antiepileptika<br>■ Lamotrigin<br>■ Valproinsäure | Abnahme der Wirksamkeit während der Pilleneinnahme (Zunahme der Toxizität im pillenfreien Intervall) | ■ Umstellung der Antiepileptika<br>■ Anpassung der Dosis und Pille im Langzyklus einnehmen<br>■ Umstellung auf hormonfreie Kontrazeption bzw. Hormonspirale |
| Selegilin | Erhöhte Plasmakonzentration durch Estrogen | Gleichzeitige Anwendung nicht empfohlen |
| Theophyllin | Erhöhte Wirkung | Bei Verdacht auf Toxizität Theophyllinspiegel bestimmen lassen |

eine nicht hormonelle Verhütungsmethode bzw. zusätzliche Verhütung mit Kondomen. Oft findet sich der Hinweis, dass die Wechselwirkungen mit Enzyminduktoren nicht untersucht wurden.

## 4.5 Besondere Lebensphasen

Besondere Lebensphasen erfordern manchmal ein Überdenken der gewählten Verhütungsmethode. Dazu zählen z. B. die Zeiten, in denen ein Kinderwunsch besteht, nach einer Entbindung oder in der Stillzeit. Während Barrieremethoden flexibel anwendbar sind sowie sehr nebenwirkungsarm, mangelt es ihnen aber womöglich an der gewünschten Sicherheit. Mit zunehmendem Alter machen sich Frauen evtl. über die Fortsetzung hormoneller Kontrazeption Gedanken. Jedoch ist gerade jenseits der vierzig und während der Wechseljahre eine sichere Verhütung wichtig.

Bei der riesigen Auswahl ist bestimmt eine für die individuelle Lebenssituation der Frau geeignete Methode dabei.

### 4.5.1 Kundenfragen

#### Fragen zu Kinderwunsch, Stillzeit und Wechseljahren

**Ich bin trotz Pille schwanger geworden. Kann das Baby geschädigt worden sein?**

- Ich kann Sie beruhigen. Es gibt keine Hinweise darauf, dass es zu Fehlbildungen durch die Einnahme der Pille in der Frühschwangerschaft kommt.

**Ich möchte schwanger werden. Wie schnell nach dem Absetzen der Pille geht das denn wieder?**

- Sie können prinzipiell bereits im ersten Zyklus nach Absetzen der Pille schwanger werden. Bei vielen Paaren kann es aber sechs bis zwölf Monate dauern, bis eine Schwangerschaft eintritt. Insgesamt zeigen Daten, dass die Fruchtbarkeit nach Absetzen der Pille nicht eingeschränkt ist.

**Ist es ratsam, direkt nach dem Absetzen der Pille schwanger zu werden?**

- Sie können direkt nach dem Absetzen schwanger werden. Falls Sie sich Sorgen wegen evtl. noch im Körper vorkommender Hormone der Pille machen, möchte ich Sie beruhigen. Es gibt keine Hinweise auf Fehlbildungen bei Kindern, die in der Frühphase der Schwangerschaft zusätzlich Hormonen ausgesetzt waren [53].

**Wie schnell nach einer Entbindung kann ich meine Pille wieder einnehmen?**

- Falls es sich um eine kombinierte Pille handelt, darf diese erst wieder sechs Wochen nach der Entbindung eingenommen werden, vorausgesetzt Sie stillen nicht. Eine Minipille können Sie schon eher wieder einnehmen. Sprechen Sie am besten mit Ihrem Arzt darüber.

**Ich stille voll. Bin ich da nicht gegen eine Schwangerschaft geschützt?**

- Während der Stillzeit gibt es keinen absoluten Schutz vor Schwangerschaft. Nur unter bestimmten Bedingungen im Rahmen der natürlichen Familienplanung ist das Risiko für eine Schwangerschaft während der Stillzeit reduziert.

**Darf ich während der Stillzeit meine normale Pille einnehmen?**

- Eine kombinierte Pille ist in den ersten sechs Wochen nach einer Entbindung kontraindiziert. In der weiteren Stillzeit ist die kombinierte Pille auch nicht zu empfehlen. Am besten verhüten Sie mit einem Gestagen-Präparat. Das kann eine Minipille sein oder aber auch eine Hormonspirale.

**Ich bin jetzt über 40 Jahre alt. Darf ich eigentlich die Pille weiter einnehmen?**

- Die Pille ist ein zuverlässiges Verhütungsmittel. Die Wahrscheinlichkeit für eine Schwangerschaft nimmt natürlich mit zunehmendem Alter ab, ist aber prinzipiell bis in die sechste Lebensdekade möglich, meistens so bis ungefähr zum 52. Lebensjahr. Wenn Sie kein erhöhtes Risiko für Herz-Kreislauf-Erkrankungen haben, spricht nichts gegen eine weitere Einnahme der Pille. Ich rate Ihnen jedoch, sich mit Ihrem Gynäkologen zu besprechen. Er wird gegebenenfalls einige Parameter, wie z. B. Blutglucose und Cholesterinwert bestimmen und das Vorliegen bestimmter Erkrankungen ausschließen. Dann weiß Ihr Arzt sicher, ob Ihr Gesundheitszustand eine weitere Anwendung der Pille zulässt.

**Bis zu welchem Lebensalter darf ich mit Hormonen verhüten?**

- Es gibt da keine Regeln. Wichtig ist, dass Ihr Arzt regelmäßig ab ca. 40 Jahren Ihren Gesundheitszustand überprüft. Der Arzt wird evtl. ab dem 50. Lebensjahr einen Auslassversuch empfehlen, um zu prüfen, wie es sich mit der monatlichen Blutung verhält. Danach wird der Arzt die Weiterführung der Kontrazeption empfehlen oder nicht.

**Welche Pille ist denn die richtige ab 40 plus?**

- Das ist individuell sehr unterschiedlich. Daher wird dies Ihr Arzt entscheiden. Oft ist es sinnvoll ein KOK anzuwenden, also eine Pille mit Gestagenen und Estrogenen. Dies ist v. a. dann sinnvoll, wenn Beschwerden wie Hitzewallungen oder eine Osteoporose vorliegen. Die Estrogendosis sollte 30 µg nicht überschreiten.

**Beeinflusst die Pille das Auftreten der Wechseljahre?**

- Nein, die Pille verändert nicht den individuellen Zeitpunkt, zu dem die Wechseljahre eintreten. Jedoch können manche Symptome, z. B. unregelmäßige Blutungen oder Hitzewallungen, geringer ausgeprägt sein.

**Ich glaube, ich bin in den Wechseljahren. Woran erkenne ich das trotz Einnahme der Pille?**

- Unter der Einnahme der Pille können Sie natürlich unregelmäßige Blutungen oder andere Symptome, wie z. B. Hitzewallungen schwächer wahrnehmen. Wenn Sie unsicher sind, besprechen Sie sich mit Ihrem Arzt. Er wird evtl. einen Auslassversuch vorschlagen und beobachten, wie regelmäßig die Blutungen noch kommen. Auch eine Hormonuntersuchung kann sinnvoll sein.

**Hilft mir die Pille gegen Wechseljahresbeschwerden?**

- Unter der Einnahme der Pille kommt es während der Wechseljahre zu weniger uterinen Blutungen und damit auch zu weniger Ausschabungen und Entfernungen der Gebärmutter. Aufgrund zunehmender Schwankungen der Hormone in den Wechseljahren kann es zu vermehrtem Auftreten prämenstrueller Beschwerden kommen. Die Einnahme der Pille mindert das Risiko. Auch Hitzewallungen in den Wechseljahren können weniger stark ausgeprägt sein.

**Kann ich während der Wechseljahre hormonell verhüten?**

- Das kommt auf Ihren Gesundheitszustand an, den Ihr Arzt überprüfen sollte. Die unerwünschten Risiken der Pille wie Herzinfarkt, Blutgerinnsel oder Schlaganfall bestehen weiter und können im Alter weiter erhöht sein. Die Pille hat aber auch einen positiven Einfluss auf manche Wechseljahresbeschwerden sowie weitere Vorteile wie eine Risikoreduktion für das Auftreten bestimmter Krebsarten, z. B. Darmkrebs. Lassen Sie sich von Ihrem Arzt beraten.

**Welche anderen Verhütungsmittel kann ich während der Wechseljahre anwenden?**

- Es eigenen sich fast alle hormonfreien Methoden, wie verschiedene Barrieremethoden und Kupferspiralen sowie gestagenhaltige IUS. Dazu können dann bei Auftreten von Wechseljahresbeschwerden problemlos Estrogene kombiniert werden. Dies ist auch bei Einsatz von Gestagen-Mono-Präparaten möglich, wenn diese 75 µg Desogestrel enthalten. Lediglich Depotpräparate sind aufgrund mangelnder Flexibilität in der Anwendung, aber auch aufgrund einer möglichen negativen Auswirkung auf die Knochendichte weniger geeignet. Die natürlichen Methoden sind nicht zu empfehlen, da der Zyklus zu unregelmäßig sein kann.

### 4.5.2 Hintergrundinformationen

Für die versehentliche Anwendung von Kontrazeptiva in der Schwangerschaft gibt es laut Embryotox keine Hinweise auf embryonale Fehlbildungen. Dies gilt auch für langwirksame Depotpräparate und Notfallkontrazeptiva.

#### Kinderwunsch

Auch Frauen, die ohne vorherige Anwendung hormoneller Kontrazeptiva schwanger werden möchten, müssen manchmal etwas länger auf Erfolg warten. Abhängig vom Alter und der medizinischen Vorgeschichte kann es bis zu zwölf Monate dauern [54]. Nach Absetzen einer hormonellen Verhütung kann es sein, dass eine Schwangerschaft nicht sofort eintritt. Es kann gerade in den ersten Monaten zu anovulatorischen Zyklen kommen. Die Zyklen sind oft für bis zu 18 Monate etwas verlängert verglichen mit denen von Frauen, die keine oralen Kontrazeptiva eingenommen haben. Es muss bei ausbleibender Schwangerschaft bedacht werden, dass dies evtl. nicht aus der vorherigen Anwendung der Kontrazeption resultiert, sondern aus Zyklusstörungen, die durch die Kontrazeption verdeckt wurden.

Betrachtet über einen Zeitraum von sechs bis zwölf Monaten ist die Fertilität nach Absetzen von KOK nicht eingeschränkt. Ein Verzug von drei Monaten ist möglich. Dies gilt auch für Mirena® und Implanon NXT®. Die Daten für Jaydess® sind wahrscheinlich analog, fehlen aber noch.

Nach der letzten Anwendung von Depot-MPA-Präparaten (Depo-Clinovir®, Sayana®) bzw. Norethisteronenantat (Noristerat®) tritt die Fertilität wahrscheinlich nach zehn bzw. sechs Monaten ein.

Nach der Entfernung von Spiralen (Kuper oder IUS) entstanden in einer Studie 96 Prozent der Schwangerschaften in den ersten zwölf Monaten.

Es gibt keinen Grund generell anzunehmen, dass nach dem Absetzen oraler Kontrazeptiva mit einem höheren Abortrisiko zu rechnen ist. Es gibt aber Ausnahmen, abhängig von der medizinischen Vorgeschichte.

#### Postpartum

Die Anwendung von KOK ist aufgrund des erhöhten Thromboserisikos für die ersten sechs Wochen kontraindiziert. Dies gilt auch für die nicht oralen kombinierten Kontrazeptiva.

#### Stillzeit

Empfängnisverhütung in der Stillzeit ist ein wichtiges Thema. Nur unter ganz bestimmten engen Voraussetzungen kann das Stillen vor einer erneuten Schwangerschaft schützen. Die LAM (engl. Lactational Amenorrhoea Methode) oder stillbedingtes Ausbleiben der Regelblutung ist eine wissenschaftlich untersuchte Methode, um die Regelblutung zu verhindern. Die Methode basiert auf der Beobachtung, dass bei vollem Stillen in den ersten sechs Monaten nach der Entbindung mit einer sehr hohen Wahrscheinlichkeit ein Eisprung nur dann stattfindet, wenn vorher eine Regelblutung stattgefunden hat. Die Methode funktioniert aber bei stillenden Frauen im Rahmen der natürlichen Familienplanung (▸ Kap. 2.3) nur unter folgenden Bedingungen [55]:

- Die Frau stillt voll.
- Das Kind ist noch jünger als sechs Monate.
- Es tritt keine Regelblutung auf.

- Blutungen innerhalb der ersten 56 Tage bzw. acht Wochen nach der Geburt zählen nicht oder werden ignoriert.
- Volles Stillen heißt:
  - Das Kind bekommt ausschließlich Muttermilch.
  - Mindestens sechs Stillmahlzeiten pro Tag.
  - Der größte Abstand zwischen zwei Stillmahlzeiten beträgt maximal sechs Stunden.
  - Das Kind bekommt weder Schnuller noch Fläschchen mit Tee o. ä. als Nuckelersatz.

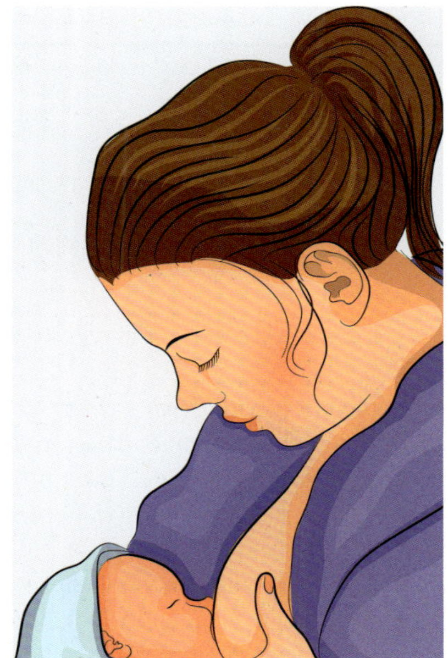

**Abb. 4.6** Während der Stillzeit auf KHK verzichten

Zuverlässiger und wahrscheinlich einfacher ist es, mit einem Kontrazeptivum zu verhüten.

Es lässt sich sagen, dass nicht hormonelle oder niedrig dosierte Gestagen-Präparate während der Stillzeit Verhütungsmittel der ersten Wahl sind.

Niedrig dosierte Gestagene beeinflussen die Milchmenge nicht und sind für den gestillten Säugling gut verträglich [56]. Höher dosierte Präparate sind nicht so gut untersucht. Daher sollten diese gemieden werden. Zu den niedrig dosierten Präparaten zählen die Minipille sowie gestagenhaltige IUS.

KOK sind in den ersten sechs Wochen postpartum kontraindiziert. Ein sehr niedrig dosiertes Präparat kann nach dieser Zeit aber bei medizinischer Indikation (z. B. schlechte Zykluskontrolle unter der Minipille) eingesetzt werden [57].

Die Autoren eines Cochrane-Reviews kamen zu dem Schluss, dass ein Einfluss auf die Milchqualität und -menge durch KHK weder bestätigt noch belegt werden kann. Die Kinder entwickelten sich unbeeinträchtigt von der Anwendung der eingesetzten hormonellen Kontrazeptiva [57]. Embryotox fasst die klinische Bedeutung der Anwendung von Estrogenen etwas anders zusammen (▸ Kasten).

### Embryotox über die Anwendung von Estrogenen in der Stillzeit

„Zahlreiche Studien konnten eine Verminderung der Milchmenge nach Anwendung von Ethinylestradiol (Dosis >0,03 mg) nachweisen. Insbesondere bei vorbestehenden Laktationsstörungen und in der frühen Perinatalzeit kann dies der Fall sein. Eine Veränderung der Zusammensetzung der Muttermilch konnte bisher nicht sicher bestätigt werden. Estriol und Estradiol sind hinsichtlich ihrer Verträglichkeit für den gestillten Säugling nicht untersucht."

## Perimenopause

Obwohl Schwangerschaften bis ins sechste Lebensjahrzehnt hinein möglich sind, verhüten nur elf Prozent der 40- bis 44-Jährigen und nur vier Prozent der 45- bis 50-Jährigen[58]. Die im Alter von 40 Jahren oder älter auftretenden Schwangerschaften sind zu 51 Prozent unerwünscht.

**Tab. 4.7** Thromboserisiko, altersabhängig

| Alter | Frauen pro Jahr |
|---|---|
| Bis 20 Jahre | 1 : 100.000 |
| Bis 40 Jahre | 1 : 10.000 |
| Bis 70 Jahre | 1 : 1000 |
| Über 70 Jahre | 1 : 100 |

Neben der Verhinderung einer Schwangerschaft können orale Kontrazeptiva auch zur Regulierung des zunehmend gestörten Zyklus indiziert sein.

Das Basisrisiko für eine Thrombose steigt altersabhängig an (Tab. 4.7). Die üblichen Risikofaktoren müssen weiter berücksichtigt werden, v. a. Rauchen und Übergewicht (▸ Kap. 4.1).

Das Schlaganfallrisiko kann allgemein unter KOK erhöht sein. Das Risiko ist dabei viel mehr von entsprechenden Risikokonstellationen abhängig als vom Alter. Andere Faktoren, wie das Vorliegen einer Migräne mit Aura oder ein gestörter Fettstoffwechsel, wiegen mehr.

Das Herzinfarktrisiko ist unter KOK scheinbar um den Faktor 2 erhöht. Auch hier spielt das Alter keine relevante Rolle. Das Rauchen ist der Hauptrisikofaktor.
Die Knochendichte wird durch KOK genauso gut beeinflusst wie unter einer in der Peri- und Postmenopause üblichen Hormonsubstitution.

Das Brustkrebsrisiko ist möglicherweise erhöht (▸ Kap. 4.3).
Den genannten Nachteilen und den allgemein bekannten Risiken der KOK stehen auch einige Vorteile gegenüber:

- zuverlässige Verhütung einer möglicherweise unerwünschten Schwangerschaft,
- weniger uterine Blutungen, daher weniger Curettagen und Hysterektomien,
- Abnahme der Inzidenz des prämenstruellen Syndroms (kann während Perimenopause zunehmen),
- Prävention maligner Erkrankungen wie Ovarial-, Endometrium- und Kolonkarzinom.

Der behandelnde Gynäkologe wird bei seiner Entscheidung für ein hormonelles Kontrazeptivum verschiedene Parameter berücksichtigen, u. a. auch, ob KOK schon seit Längerem eingenommen werden. Bei einer Neuverordnung wird die Beratung vorsichtiger erfolgen müssen. Bei gesunden Frauen ohne relevante Risikofaktoren können KOK angewendet werden (▸ Kasten).

**Einsatz von KOK bei Frauen in den Wechseljahren**

- Ohne arteriellen Hypertonus (unter KOK beobachten)
- ohne Migräne mit Aura
- ohne Diabetes mellitus mit Angiopathien
- ohne Dyslipidämien
- ohne Nikotinabusus
- bei normalem Körpergewicht

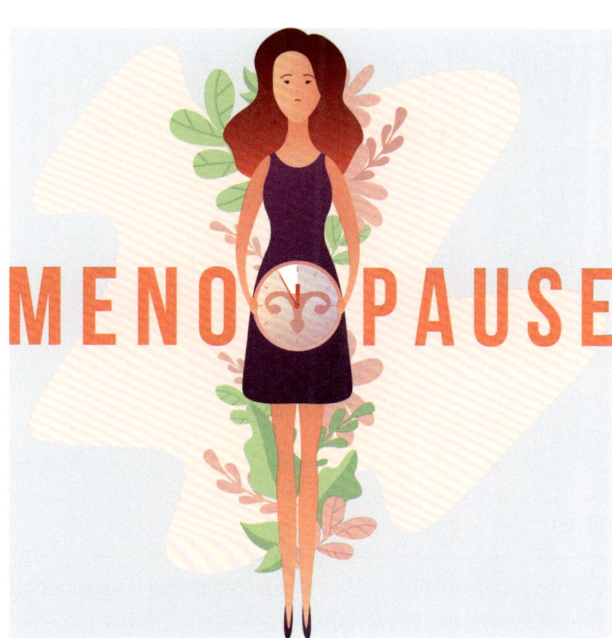


**Abb. 4.7** Eine zuverlässige Verhütung während der Wechseljahre ist wichtig.

Wie lange eine hormonelle Kontrazeption fortgeführt wird, sollte individuell entschieden werden. Ein Auslassversuch kann ab einem bestimmten Alter erfolgen. Dabei wird der Gynäkologe verfolgen, wie sich die Monatsblutung verhält. Gleichzeitig ist die Anwendung nicht hormoneller Verhütungsmethoden zu empfehlen. Kommt es nach dem Absetzen zu regelmäßigen Monatsblutungen, kann eine Hormonanalytik helfen zu entscheiden, ob die Kontrazeption doch weitergeführt werden soll.

Zu den Alternativen zu KOK zählen Barrieremethoden, Kupferspirale oder IUS. Eine Kombination mit systemischer Estrogentherapie ist möglich, wenn durch eine zunehmende Abnahme der Ovarialfunktion ein Estrogenmangel auftreten sollte. Ein Estrogenmangel begünstigt das Auftreten von Wechseljahresbeschwerden.

Estrogenfreie Ovulationshemmer mit 75 µg Desogestrel stellen eine weitere geeignete Alternative dar. Auch hier ist eine Kombination mit systemischen Estrogenen bei Bedarf möglich.

Von Depot-MPA-Präparaten wird abgeraten, da sie die Knochendichte negativ beeinflussen können (▸ Kap. 4.3). Es gibt Daten, die zeigen, dass bei über 50-jährigen Frauen, die irgendwann mal im Leben Depot-MPA angewendet haben sowie bei Anwendung über mehr als vier Jahre die Frakturrate signifikant ansteigt [59].

Die Entscheidung für eine bestimmte kombinierte Pille sollte nach dem erwünschten Effekt des Gestagens getroffen werden. Dabei sollte die Estrogendosis niedrig sein, um mögliche Nachteile zu mindern.

# 5 Kosten und Ausblick in die Zukunft

## 5.1 Verordnung und Kosten

Verschreibungspflichtige Kontrazeptiva werden üblicherweise zu Lasten der Patientinnen verordnet. Die Krankenkassen übernehmen die Kosten nur für jüngere Frauen oder bei Anwendung für bestimmte Indikationen. Zwischen gleichwertigen Generika gibt es durchaus preisliche Unterschiede. Die Versuchung seitens der Patientin im Internet nach günstigen Angeboten zu suchen kann je nach Geldbeutel größer sein. Dort locken „Pillen-Abos" und die Versendung der Kontrazeptiva durch mehr oder weniger reputable Anbieter mit günstigen Angeboten.

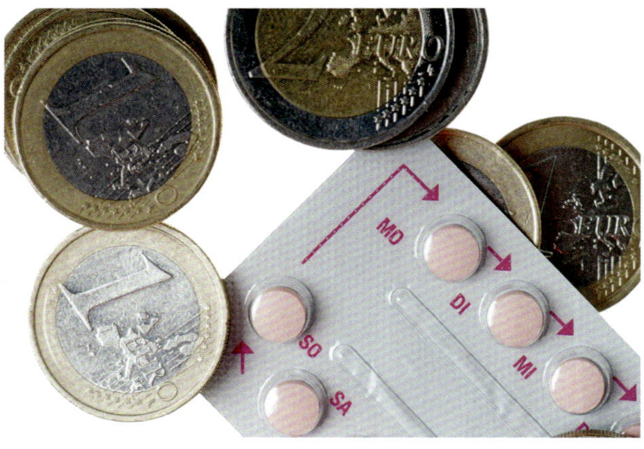


**Abb. 5.1** Die meisten Frauen zahlen selber.

### 5.1.1 Kundenfragen

**Fragen zu Kostenübernahme und Generika**

**Bis zu welchem Alter übernimmt die gesetzliche Krankenkasse die Kosten für die Pille?**

- Gesetzliche Krankenkassen übernehmen seit dem 29. März 2019 die Kosten bis zum 22. Geburtstag.

**Meine Freundin ist über 22 und bekommt ihre Pille immer noch auf Kassenrezept verordnet. Warum?**

- Es gibt Sonderfälle, in denen die Verordnung weiterhin zulässig ist, z. B. wenn die Verhütung medizinisch notwendig ist. Bei bestimmten Erkrankungen kann die Pille helfen. Dann übernimmt die Kasse die Kosten für solche Präparate, die auch eine Zulassung zur Behandlung dieser Erkrankung haben.

**Kann ich bei Ihnen ein Pillen-Abo bekommen?**

- Nein, das können wir nicht anbieten. In Deutschland muss vor der Abgabe verschreibungspflichtiger Arzneimittel, und darunter fallen hormonelle Verhütungsmittel, ein gültiges Rezept vorgelegt werden. Dadurch wird gewährleistet, dass eine regelmäßige Beratung und Kontrolle der Therapie durch den Arzt erfolgen kann. Gerade bei Verhütungsmitteln ist der regelmäßige Kontakt mit dem verordnenden Arzt sehr wichtig, damit spezielle Risiken bei der Anwendung der Produkte erkannt werden können. Die Frauenärzte in Deutschland raten vom Pillen-Abo aus dem Ausland ab.

**Letztes Mal habe ich eine andere Packung bekommen. Ist diese Pille denn genauso gut?**

- Es gibt viele gleichwertige Austauschpräparate für die verschiedenen Pillensorten auf dem deutschen Markt. Das Präparat, welches Sie heute bekommen haben, ist genauso gut, weil es die gleichen Wirkstoffe in gleicher Zusammensetzung und Reihenfolge enthält.

**Sind alle Verhütungsringe gleichwertig?**

- Ja, wie bei den Pillen sind Produkte verschiedener Hersteller auf dem Markt, wodurch die Verhütungsringe günstiger geworden sind. Alle Ringe setzen die gleichen Wirkstoffe gleich schnell frei. Zu beachten sind jedoch Unterschiede bei den Aufbrauchfristen. NuvaRinge® und Circlet® müssen nach Abgabe innerhalb von vier Monaten angewendet werden, bei den anderen Ringen gilt das aufgedruckte Verfallsdatum.

**Wer übernimmt die Kosten für das Einlegen einer Spirale?**

- Die erste Lagekontrolle mit Ultraschall nach dem Einlegen der Spirale bezahlen die gesetzlichen Krankenkassen. Weitere empfohlene Ultraschall-Untersuchungen zur Kontrolle der korrekten Lage müssen Sie selbst bezahlen. Falls Sie privat versichert sind, sollten Sie sich bei Ihrer Krankenkasse nach den entsprechenden Regelungen erkundigen.

**Was kosten Kupferspirale, -kette bzw. -ball im Vergleich?**

- Die Kupferspirale kostet je nach Modell zwischen 120 und 300 Euro. Der Preis gilt für Beratung, Untersuchung und für das Einlegen der Spirale. Für die Kupferkette und das Einlegen muss mit Kosten zwischen 200 und 350 Euro gerechnet werden. Die Kosten für den Kupferball liegen laut Herstellerangaben zwischen 300 und 500 Euro. In Ausnahmefällen übernimmt die gesetzliche Krankenkasse die Kosten. Sie sollten sich dann auf jeden Fall vorher eine schriftliche Bestätigung der Kostenübernahme geben lassen.

5

### 5.1.2 Hintergrundinformationen

In den allermeisten Fällen trägt die Patientin die Kosten für ihre Verhütungsmittel selber, da der Arzt ein Privatrezept ausstellt. Die Patientin hat in der Apotheke die Möglichkeit, bei den meisten Pillen zwischen Generika zu wählen und somit die Kosten zu kontrollieren. Es gibt deutliche Preisunterschiede (◻ Tab. 5.1).

Beim Austausch der Produkte ist zu beachten, dass unter „aut-idem" zwar Produkte mit gleichen Hormonkonzentrationen zusammengefasst werden, sich jedoch durchaus Unterschiede ergeben können (▸ Kasten). Hier ist besondere Vorsicht geboten, um die Patientin nicht zu verunsichern und Anwendungsfehler zu verhindern.

**Mögliche Unterschiede trotz „aut-idem"-Zusammenfassung, u. a.**

- Abweichende Farbgebung der Pillen (z. B. Placebo-Tabletten, Sequenzpräparate)
- abweichende Menge Placebo-Tabletten (z. B. 24+4 statt 21+7)
- unterschiedliche Lagerung (Vaginalringe)
- andere Aufbrauchfrist (Vaginalringe)
- abweichende Einnahmehinweise (z. B. bei Vergessen der Pille vgl. Velmari® Langzyklus, ▸ Kap. 3.1)

◻ **Tab. 5.1** Preise verschiedener Kontrazeptiva (Stand: ABDA-Datenbank 15.09.18)

| Handelspräparat (Beispiel) | Zusammensetzung | Anzahl Generika oder Importe | Preisspanne in Euro (3-Monatspackung) |
|---|---|---|---|
| Eve® | Norethisteron 20 µg EE | Keine | 50,10 |
| Miranova® | Levonorgestrel 20 µg EE | 11 | 24,51–33,30 |
| Yaz® | Drospirenon 20 µg EE | 30 | 31,89–47,98 |
| Mercilon® | Desogestrel 20 µg EE | 11 | 18,16–33,47 |
| Maxim® | Dienogest 30 µg EE | 22 | 18,90–40,75 |
| Marvelon® | Desogestrel 30 µg EE | 7 | 19,49–29,55 |
| Minulet® | Gestoden 30 µg EE | 8 | 27,01–38,40 |
| Yasmin® | Drospirenon 30 µg EE | 23 | 29,99–47,98 |
| Belara® | Chlormadinon 30 µg EE | 24 | 21,59–39,20 |

**Tab. 5.1** Preise verschiedener Kontrazeptiva (Stand: ABDA-Datenbank 15.09.18, Fortsetzung)

| Handelspräparat (Beispiel) | Zusammensetzung | Anzahl Generika oder Importe | Preisspanne in Euro (3-Monatspackung) |
|---|---|---|---|
| Jennifer 35® | Cyproteronacetat<br>35 µg EE | 14 | 21,30–32,75 |
| Gravistat® | Levonorgestrel<br>50 µg EE | Keine | 37,65 |
| Zoely® | Nomegestrolacetat<br>15 µg Estradiol | Keine | 39,90 |
| Neo Eunomin®<br>(Sequenzialpräparat) | Cyproteronacetat<br>EE | Keine | 50,05 |
| Novastep®<br>(Sequenzialpräparat) | Levonorgestrel<br>EE | 11 | 15,43–18,25 |
| Synphase®<br>(Sequenzialpräparat) | Norethisteron<br>EE | 3 | 25,19 |
| Trinovum®<br>(Sequenzialpräparat) | Norethisteron<br>EE | Keine | 23,54 |
| Seasonique®<br>(Sequenzialpräparat) | Levonorgestrel<br>EE | Keine | 39,98 |
| Trigoa®<br>(Sequenzialpräparat) | Norethisteron<br>EE | 2 | 22,54–32,44 |
| Gracial®<br>(Sequenzialpräparat) | Desogestrel<br>EE | 5 | 28,33–33,88 |
| Qlaira®<br>(Sequenzialpräparat) | Dienogest<br>Estradiovalerat | Keine | 44,98 |
| NuvaRing® | Etonogestrel<br>2,7 mg EE | 16 | 35,74–48,25 |
| Evra® Pflaster | Norelgestron<br>0,6 mg EE | 3 | 39,56–40,22 |

Die Erstattung der Kosten für hormonelle Verhütung wird durch das Sozialgesetzbuch, nämlich § 24a SGB V, geregelt. Seit dem 29. März 2019 übernehmen die gesetzlichen Krankenkassen die Kosten für die Verordnung verschreibungspflichtiger empfängnisverhütender Arzneinmittel bis zum 22. Geburtstag der Versicherten. Hinsichtlich der Zuzahlung gelten die üblichen Regelungen, sodass diese ab dem 18. Geburtstag anfällt. Ab dem 22. Geburtstag kann die Pille nur noch bei Vorliegen einer Zusatzindikation zu Lasten der gesetzlichen Krankenkasse verordnet werden. Gültige Zusatzindikationen für Kontrazeptiva sind:

- Behandlung der mittelschweren bis schweren Akne, wenn zuvor eine topische Therapie oder systemische Antibiotikatherapie versagt hat.
- Behandlung des Hirsutismus bei Frauen im gebärfähigen Alter.

Die Apotheke ist nicht zur Prüfung der Diagnose verpflichtet, sofern der Arzt keine Diagnose auf dem Rezept vermerkt hat. Steht eine Diagnose auf dem Rezept, ist vor der Abgabe zu prüfen, ob die Diagnose eine erlaubte Zusatzindikation darstellt und ob das verordnete Mittel für die Diagnose zugelassen ist. Ist dies nicht der Fall sollte eine Rücksprache mit dem Arzt erfolgen [60]. Für hormonelle Notfallkontrazeptiva gelten die gleichen Regelungen.

Die Verordnung hormoneller Verhütung zu Lasten der Krankenkasse ist in Fällen möglich, in denen die Verhütung medizinisch notwendig ist, z. B. bei Therapie mit Methotrexat, Isotretinoin oder Thalidomid [61]. Bei Angabe der Zusatzindikation bzw. des fruchtschädigenden Arzneimittels auf der Verordnung besteht Prüfpflicht durch die Apotheke.

Intrauterinsysteme bzw. Spiralen sind Medizinprodukte. Die gesetzlichen Krankenkassen sind nicht zur Kostenübernahme verpflichtet. Es lohnt sich aber nachzufragen, um eine Erlaubnis im Einzelfall zu erwirken. Die Patientin sollte vor einer evtl. Verordnung und Behandlung durch den Arzt eine schriftliche Zusage der Kostenübernahme durch die Krankenkasse anfordern.

Pillen-Abos, die im Internet angeboten werden, ermöglichen scheinbar eine bequeme und kostengünstige Lieferung regelmäßig benötigter Kontrazeptiva. Dabei wird einmalig ein Rezept an eine ausländische Versandapotheke geschickt und das benötigte Arzneimittel in regelmäßigen Abständen geliefert. Rechtlich ist dies z. B. in den Niederlanden möglich. Dort entscheidet der Apotheker, wann ein neues Rezept vorgelegt werden soll.

Der deutsche Berufsverband der Frauenärzte rät jedoch von einem Pillen-Abo ab. Den Gynäkologen ist der regelmäßig persönliche Kontakt mit den Patientinnen wichtig, um die Risiken einer hormonellen Verhütung im Auge behalten zu können [62].

## 5.2 Verhütung in der Zukunft

Verhütung ist zumeist Frauensache. Es gibt bereits viele Methoden zur Auswahl. Aber keine von ihnen ist perfekt und komplett frei von unerwünschten Wirkungen oder Risiken. Wissenschaftler beschäftigen sich mit verschiedenen neuen Arten der Verhütung. In der Zukunft könnte es daher bessere Methoden der Empfängnisverhütung geben, auch

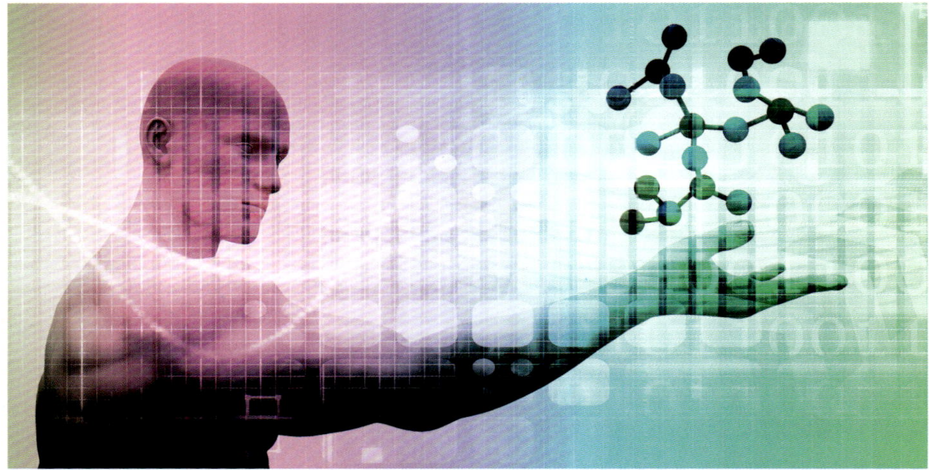

**Abb. 5.2** Wann kommt die Pille für den Mann?

für Männer. Es gibt aber einige Gründe, warum bisher noch keine neuen Methoden der männlichen Verhütung auf den Markt gekommen sind. Ganz besonders hemmend wirkt sich mangelnde finanzielle Investition in die Forschung aus. Häufig scheitert die Zulassung der Methoden, weil ein direkter gesundheitlicher Vorteil, wie es z. B. das Verhindern einer Schwangerschaft bei Frauen durchaus sein kann, für die Männer fehlt. Die Begründung, männliche Verhütung würde von den Männern nicht akzeptiert, scheint dagegen weniger haltbar. Neue Methoden der männlichen Verhütung wären für 60 Prozent in einer Studie befragten Männer einen Versuch wert [63]. Laut einer kleinen Studie aus London allerdings, würden sich mehr als die Hälfte der dazu befragten Frauen nicht darauf verlassen, dass Männer zuverlässig verhüten. Die Frauen müssen die Konsequenzen einer ungewollten Schwangerschaft tragen und haben daher ein großes Interesse an einer praktischen, sicheren und zuverlässigen Verhütung.

### 5.2.1 Kundenfragen

#### Fragen zu Verhütungsmethoden der Zukunft

**Wann kommt endlich die Pille für den Mann?**

- Das wird wohl noch etwas dauern. Es wird viel geforscht, aber noch ist kein Mittel marktreif. Falls eine hormonelle Verhütung für den Mann wirklich Realität wird, dann wohl eher als Depotspritze, Implantat oder Nasenspray. Männliche Hormone sind für die orale Einnahme nicht so gut geeignet.

**Welche Methoden sind denn für Männer in Zukunft erhältlich?**

- Es gibt einige vielversprechende Ansätze, die evtl. in nächster Zukunft auf den Markt kommen könnten, z. B. eine Art reversible Samenleiterunterbrechung. Dafür wird ein Polymer in den Samenleiter gespritzt, welches darauf stoßende Spermien unbeweglich macht. Vielleicht kommt dieses Produkt schon bald unter dem Namen Vasalgel® auf den Markt. Eine Tablette aus einem Pflanzenextrakt, das die Spermienbeweglichkeit beeinflusst, wird an freiwilligen Studienteilnehmern getestet.

**Wird es in nächster Zukunft was Neues für Frauen geben? Eine echte Alternative zu den hormonellen Verhütungsmitteln wäre toll.**

- Es gibt keine wirklichen neuen Entwicklungen bei Verhütungsmitteln, um den Eisprung und die Befruchtung auf nichthormonellem Wege zu verhindern. Existierende Methoden werden jedoch anwenderfreundlicher gemacht. Als neue Barrieremethode scheint die Entwicklung einer chitosanhaltigen Vaginalkapsel vielversprechend zu sein. Vaginal eingeführt, verdichtet das Chitosan dort den Schleim innerhalb von Minuten und verhindert so das Eindringen der Spermien.

**Können die heutigen Methoden nicht verbessert werden?**

- Daran wird immer gearbeitet. Beispielsweise forschen Wissenschaftler an einem Verhütungsimplantat, welches sich nach einer bestimmten Zeit selbst auflöst und nicht entfernt werden muss. In Amerika ist gerade eine neue Art eines hormonellen Verhütungsrings zugelassen worden. Dieser Ring kann zwölf Monate lang verwendet werden. Alle drei Wochen wird der Ring für sieben Tage entfernt, gewaschen, in einem sicheren Behältnis aufbewahrt und dann wieder eingesetzt.

### 5.2.2 Hintergrundinformationen

Außer Vasektomie und Kondomen gibt es zurzeit keine weiteren Möglichkeiten für eine sichere männliche Verhütung. Die Bereitschaft der Männer, die Verhütung selbst zu übernehmen, ist durchaus gegeben [63]. Trotz jahrzehntelanger Forschung hat die Wissenschaft aber noch keine anwendungsreife hormonelle Verhütungsmethode entwickelt. Die männliche hormonelle Verhütung basiert auf der Unterdrückung des LH und FSH, um den Testosteronspiegel zu senken. Dies wird durch die externe Zuführung von Testosteron erreicht, wodurch in den Hoden die Produktion des Hormons eingestellt wird. So können keine fertilen Spermien mehr produziert werden, da sie für die volle Ausreifung auf hohe Hormonspiegel in den Hoden angewiesen sind. Die Testosteron-Gabe verursacht Nebenwirkungen wie z. B. Gewichtszunahme, ein erhöhtes Risiko für Prostatakrebs sowie toxische Effekte für Herz, Leber und Niere. Die Forschung untersuchte die Zugabe eines synthetischen Progesterons, um die benötige Testosteronmenge und damit das Risiko für unerwünschte Wirkungen zu senken. In Studien zeigte sich aber, dass dies unerwartet mit einem höheren Risiko für andere Nebenwirkungen wie z. B. Depressionen und erhöhter Libido einherging. Aufgrund eines hohen First-Pass-Effektes ist die orale Applikation von Testosteron schwierig, besser ist die transdermale Anwendung oder eine Applikation als Implantat.

Neben den hormonellen Möglichkeiten der männlichen Verhütung wird auch vermehrt an nicht hormonellen Varianten geforscht. Unter anderem wird die aktive oder passive Immunisierung mit Antigenen/Antikörpern, die Verabreichung zielgerichteter Verbindungen oder von Kräuterextrakten erforscht [64].

Mit der Entwicklung von Vasalgel® steht ein Produkt zur reversiblen zielgerichteten Hemmung der Spermien nahe an der Markteinführung. Dabei wird ein Polymer in den Samenleiter injiziert, welches dort erstarrt und sich an der Innenwand verankert (○ Abb. 5.3). Kommen die Spermien mit dem Polymer in Kontakt, werden sie durch dessen positive Ladung beschädigt und können sich nicht mehr bewegen [64]. In klinischen Studien wird u. a. die Reversibilität der Methode untersucht. Die Spermienproduktion bleibt erhalten.

EPPIN ist ein Protease-Inhibitor in den Nebenhoden. Es spielt eine wichtige Rolle für die Spermien-Mobilität. EPPIN ist damit ein interessanter Angriffspunkt für eine Verhütung ebenso wie ein Protein im Samen, welches für die Bindung an EPPIN entscheidend ist. Die Entwicklung eines spezifischen Inhibitors für EPPIN steht im Zentrum der Forschung amerikanischer Wissenschaftler.

Tierversuche mit einem Retinsäure-Rezeptor-Antagonisten zeigen vielversprechende Ergebnisse. Retinsäure, aktiver Metabolit von Vitamin A, spielt eine Schlüsselrolle bei der Spermatogenese. Durch Blockade der testikulären Retinsäure-Synthese kann eine reversible Hemmung der Spermatogenese erreicht werden.

Eine Pille mit dem Extrakt der Pflanze *Justica gendarussa*, auch „indonesische Pille“ genannt, beeinflusst die Beweglichkeit und das Bindungsvermögen der Spermien. Dieser Extrakt befindet sich in klinischer Prüfung. Bisher gibt es in Indonesien gute Ergebnisse für diese reversible Methode ohne nennenswerte Nebenwirkungen [65].

Andere Forschungen versuchen potentielle Stoffe zur Blockade von Genen zu finden, um so eine Infertilität hervorzurufen. Manche dieser Zielsubstanzen können evtl. als „unisex“ Kontrazeptiva entwickelt werden. Progesteron scheint hier ein Schlüsselhormon zu sein. Progesteron, welches von der Eizelle abgegeben wird, bewirkt eine Änderung in den Spermien, die sich positiv auf die „Durchsetzungskraft“ der Spermien auswirkt. Eine Blockade der Progesteron-Aktivierung der Spermien könnte in männlichen oder weiblichen Fortpflanzungsorganen erfolgen [66].

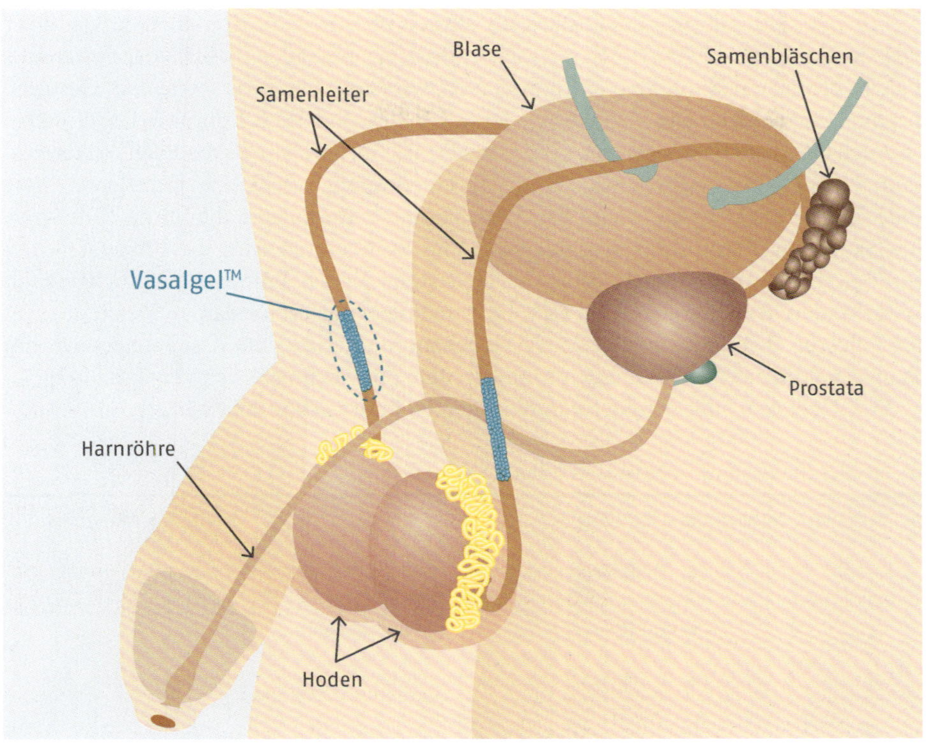


**Abb. 5.3** Vasalgel™ wird in den Samenleiter eingebracht.

5

Die bekannten weiblichen Methoden der Verhütung werden immer weiterentwickelt, um sie einfacher anwendbar und sicherer zu machen. Eine wichtige Neuentwicklung ist die Zulassung eines Vaginalrings (Annovera™) in den USA, der zwölf Monate verwendet werden kann. Der Silikonring enthält Ethinylestradiol (0,013 mg/Tag) und Segesteronacetat (0,15 mg/Tag). Er wird nach dreiwöchiger intravaginaler Anwendung entfernt, abgewaschen und in einem kompakten Behältnis für sieben Tage aufbewahrt. Nach der siebentägigen Ringpause wird Annovera™ wieder eingesetzt. Die Menge an Hormonen reicht für 13 Zyklen. Die Freisetzungsrate von Ethinylestradiol ist geringer als beim NuvaRing®. Annovera™ ist zugelassen für Anwenderinnen zwischen 18 und 40 Jahren. Der Pearl-Index liegt bei 2,98. Bisher gibt es nur begrenzte Daten zur Sicherheit bei Anwenderinnen mit einem BMI größer 29 kg/m$^2$. Zu den am häufigsten berichteten Nebenwirkungen zählen unregelmäßige Blutungen, Kopfschmerzen, Migräne, vaginale Pilzinfektionen, Juckreiz im Genitalbereich, Übelkeit, Erbrechen und Durchfall. Es bestehen die gleichen Warnhinweise und Kontraindikationen wie bei anderen hormonellen Kontrazeptiva [67].

Die Bill und Melinda Gates Foundation hat die Entwicklung eines sog. „Fertility chip" finanziell unterstützt. Der winzig kleine Chip wird unter die Haut gesetzt und gibt Levonorgestrel (30 µg/Tag) über einen Zeitraum von 16 Jahren ab. Darüber hinaus können die Anwenderinnen selbst die Abgabe der Hormone per Fernbedienung regulieren, sodass sie ohne Kontakt mit dem Arzt steuern können, wann sie schwanger werden möchten. Dieser Chip ist v. a. in Hinblick auf die Situation vieler Frauen in Entwicklungsländern eine wichtige Neuentwicklung. Für eine erfolgreiche Zulassung müssen neben sicheren klinischen Daten auch Nachweise zu einer sicheren Anwendung der Fernbedienung vorliegen.

Vor dem Hintergrund des Risikos für sexuell übertragbare Krankheiten, v.a. einer HIV-Infektion, ist die Entwicklung dualer Verhütungsmethoden im Blick der Forschung. Es gibt bereits einen mit dem antiretroviralen Wirkstoff Tenofovir sowie dem Gestagen Levonorgestrel beladenen Vaginalring, der sich in der klinischen Testung befindet [68].

Auch die Entwicklung der sog. „clean sheets pill" (dt. „saubere Laken Pille") ist interessant, wenn es darum geht, das Risiko für die Übertragung von HIV zu reduzieren. Diese Pille für den Mann ist hormonfrei und entspannt die Muskulatur, die für den Transport des Samens während des Orgasmus zuständig ist. Dadurch wird die Freisetzung der Samen verhindert, ein Orgasmus ist aber weiterhin möglich. Eine Schwangerschaft kann so verhindert sowie das Risiko für HIV-Übertragung reduziert werden. In Tierstudien hat die Pille, die als Einmaldosis bei Bedarf eingenommen wird, gute Resultate gezeigt. Ein Mangel an finanziellen Ressourcen hat die weitere Entwicklung bisher verzögert [69].

Eine Übersicht einiger weiterer Entwicklungen findet sich in ◘ Tab. 5.2.

◘ **Tab. 5.2** Neue kontrazeptive Methoden

| Methode | Für | Beschreibung | Weitere Informationen |
|---|---|---|---|
| Sayana Press® | ♀ | ▪ Medroxyprogesteron als Injektion zur Selbstadministration (via Uniject®)<br>▪ zur Zeit nicht in Deutschland erhältlich | www.injectsayanapress.org/ |
| Capnor | ♀ | ▪ Biologisch abbaubares Implantat mit Levonorgestrel für 12 Monate<br>▪ muss nicht entfernt werden | www.medscape.com/pharmacists |
| Abbaubares Implantat | ♀ | ▪ Norethindron- und cholesterinhaltig<br>▪ Hormonabgabe über 12–18 Monate<br>▪ löst sich nach 2 Jahren auf<br>▪ vorzeitige Entfernung kann schwierig sein | www.medscape.com/pharmacists |
| Chemische Sterilisation | ♀ | ▪ Chemisches Vernarben durch Kombination aus Phenol, Mepacrin und Andickungsmaterial | www.medscape.com/pharmacists |
| Blockade der Eileiter | ♀ | ▪ Mit Silikon, welches aushärtet<br>▪ reversibel | www.medscape.com/pharmacists |
| Chemische Blockade der Eileiter | ♀ | ▪ Chemische Blockade der Eileiter<br>▪ Einführen von Methylcyanoacrylat | www.medscape.com/pharmacists |
| Impfung | ♀♂ | ▪ Kontrovers<br>▪ Ausnutzung immunologischer Faktoren für Unfruchtbarkeit<br>▪ stimuliert Immunantwort gegen eine oder mehrere wirtsspezifische Antigene<br>▪ Zugang zur Zielstruktur der Immunantwort während einer begrenzten Zeit, z. B. Koitus (Sperma Antigene von Frauen) oder Eizellreifung (Antigene gegen Schutzhülle der Eizelle)<br>▪ oder Antikörper gegen hCG, sodass es zur Menstruation kommt (im Fokus der Forschung) | www.medscape.com/pharmacists<br>Bericht des Jahreskongresses der SGGG 2014 |

**Tab. 5.2** Neue kontrazeptive Methoden (Fortsetzung)

| Methode | Für | Beschreibung | Weitere Informationen |
|---|---|---|---|
| Gamenda-zole | ♂ | ■ Lonidamid Analog<br>■ Störung der teilungsfähigen Zellen des Hodengewebes (Sertoli-Zelle) | Bericht des Jahreskongresses der SGGG 2014 |
| Bimek SLV | ♂ | ■ Kunststoff Implantat am Samenleiter mit Ventil<br>■ verhindert bei geschlossenem Ventil, dass Spermien ins Ejakulat gelangen<br>■ Ventil kann von außen eigenständig geöffnet und geschlossen werden<br>■ erwartete Marktzulassung in 2020 | https://bimek.com/ |

## Literatur


[1] Bundeszentrale für gesundheitliche Aufklärung: Verhütungsverhalten Erwachsener, 2013

[2] Bundeszentrale für gesundheitliche Aufklärung: familienplanung.de, 23.03.2017. Abrufbar unter: www.familienplanung.de/verhuetung/verhuetungsmethoden/ (Zugriff 22.07.2019)

[3] pro familia. Abrufbar unter: www.profamilia.de/erwachsene/verhuetung/pearl-index.html (Zugriff 09.07.2019)

[4] Wiegratz I, Thaler CJ. Hormonale Kontrazeptiva – was, wann, für wen? Dtsch Arztebl Int, 108(28–29):495–506, 2011

[5] WHO: Medical elegibility criteria for contraceptive use, 2009. Abrufbar unter: www.who.int/reproductivehealth/publications/family_planning/9789241563888/en/ (Zugriff 22.07.2019)

[6] Dinger J, Minh TD, Buttmann N, Bardenheuer K. Effectiveness of oral contraceptive pills in a large U. S. cohort comparing progestogen and regimen. Obstet Gynecol, 117(1):33–40, 2011

[7] Mansour D, Inki P, Gemzell-Danielsson K. Efficacy of contraceptive methods: A review of the literature. Eur J Contracept Reprod Health Care, 15(1):4–16, 2010

[8] Deutsche Gesellschaft für Gynäkologie und Geburtshilfe e. V.: Empfängnisverhütung: Familienplanung in Deutschland, 01.09.2010. Abrufbar unter: www.dggg.de/fileadmin/documents/leitlinien/archiviert/federfuehrend/015015_Empfängnisverhuetung/015015_2010.pdf (Zugriff 09.07.2019)

[9] Wöhler C. Kontrazeption pocket: A 3.4 Kondom. Börm Bruckmeier Verlag, Grünwald 2016

[10] pro familia: Chemische Verhütungsmittel. Abrufbar unter: www.profamilia.de/erwachsene/verhuetung/chemische-verhuetungsmittel.html (Zugriff 15.07.2019)

[11] Bundeszentrale für gesundheitliche Aufklärung: familienplanung.de. Abrufbar unter: www.familienplanung.de/lexikon

[12] Die Kondomotheke®: www.kondomothek.de/

[13] Deutsches Apothekenportal: DAP-Poster – Kontrazeptiva: Alternativen zur oralen Anwendung, 01.06.2016. Abrufbar unter: www.deutschesapothekenportal.de/fileadmin/user_upload/download/poster/dap_poster_nichtoralekontrazeptiva.pdf (Zugriff 22.07.2019)

[14] Schrottmayer MB. Zurück in die Fruchtbarkeit. Österreichische Hebammenzeitung, Nr. 1, Feb 2006

[15] Wikipedia: Antibabypille. Abrufbar unter: https://de.wikipedia.org/wiki/Antibabypille (Zugriff 17.07.2019)

[16] Bund für Umwelt und Naturschutz Deutschland e. V. (BUND): Hormonaktive Substanzen und Arzneimittel, 05.10.2007. Abrufbar unter: www.bund-naturschutz.de/fileadmin/_migrated/content_uploads/Hormonaktive_Substanzen_im_Wasser.pdf (Zugriff 22.07.2019)

[17] Geisslinger G, Menzel S, Gudermann T et al. Mutschler Arzneimittelwirkungen. 11. Aufl., Wissenschaftliche Verlagsgesellschaft, Stuttgart 2020

[18] arznei-telegramm: Verhütungspille Zoely. a-t, 43:28–9, 2012

[19] Bruhn C. Estrogen-Dosis und Gestagen machen den Unterschied. Dtsch Apoth Ztg, 39:30, 2013

[20] Wöhler C. Kontrazeption pocket: A 7 Hormonelle Kontrazeption. Börm Bruckmeier Verlag, Grünwald 2016

[21] arznei-telegramm: Thromboembolie – Kontrazeptiva der 3. und 4. Generation seltener verordnet ... in Frankreich, leider nicht in Deutschland. a-t, 46:41–2, 2015

[22] MSD Sharp & Dohme GmbH: Mögliche Risiken und Komplikationen bei der Einlage, Lokalisation, Entfernung und Migration von Implanon NXT®. Rote Hand Brief, 24.06.2016

[23] Urdi W, Jacobson J et al. Contraceptive efficacy, compliance and beyond: factors relating to satisfaction with once-weekly transdermal compared with oral contraception. Eur J Obstet Gynecol Reprod Biol, 121:202–10, 2005

[24] Ludwig M. Hormonelle Kontrazeption – Ein Handbuch für die Praxis. 2. Aufl., optimist Fachbuchverlag, Hamburg 2015

[25] Fachinformation: Jaydess®, Jenapharm GmbH & Co. KG. Stand 03/2017

[26] Fiala C et al. Cervical priming with misoprostol prior to transcervical procedure. Int J Gynaecol Obstet, 99(2):168–71, 2007

[27] DAZ.online: „Pille danach": Absatz steigt weiter, der Großteil entfällt auf EllaOne. 06.08.2018. Abrufbar unter: www.deutsche-apotheker-zeitung.de/news/artikel/2018/08/06/pille-danach-absatz-steigt-weiter-der-grossteil-enfaellt-auf-ellaone (Zugriff 02.07.2019)

[28] Wöhler C. Kontrazeption pocket: A 7.6 Postkoitale Kontrazeption. Börm Bruckmeier Verlag, Grünwald 2016

[29] Frohn LP. Pille danach – Beratungshilfe Notfallverhütung: Kap. 3 Notfallkontrazeption. Deutscher Apotheker Verlag, Stuttgart 2015

[30] ABDA: Pille danach. Abrufbar unter: www.abda.de/newsroom/meldung/artikel/pille-danach/ (Zugriff 02.07.2019)

[31] Fachinformation: PiDaNa, HRA Pharma. Stand 11/2016

[32] Fachinformation: Qlaira®, Jenapharm GmbH & Co. KG. Stand 01/2015

[33] Fachinformation: NuvaRing®, MSD Sharp & Dome GmbH. Stand 12/2018

[34] Fachinformation Evra®, Jannsen-Cilag International NV. Stand 11/2018

[35] European Medicines Agency: Benefits of combined hormonal contraceptives (CHCs) continue to outweigh risks – CHMP endorses PRAC recommendation, 22.11.2013. Abrufbar unter: www.ema.europa.eu/news/benefits-combined-hormonal-contraceptives-chcs-continue-outweigh-risks-chmp-endorses-prac (Zugriff 16.07.2019)

[36] AWMF: S3-Leitlinie Prophylaxe der venösen Thromboembolie (VTE). Stand: 15.10.2015

[37] The Faculty of Sexual & Reproductive Healthcare of the Royal College of Obstericians & Gynaecologists, CEU Statement: Weight and contraception, 2017

[38] Ludwig M. Hormonelle Kontrazeption – Ein Handbuch für die Praxis: Diabetes mellitus und hormonelle Kontrazeptiva. 2. Aufl., optimist Fachbuchverlag, pp. 152–6, Hamburg 2015

[39] National Cancer Institute: Oral contraceptives and cancer risk, 22.02.2018. Abrufbar unter: www.cancer.gov/about-cancer/causes-prevention/risk/hormones/oral-contraceptives-fact-sheet (Zugriff 22.07.2019)

[40] Royal Pharmaceutical Society. Newer oral contraceptives still show reduced risk of ovarian cancer. Clinical Pharmacist, 10(12):358, 2018

[41] Jungmayer P. Brustkrebs durch hormonelle Verhütung? Dtsch Apoth Ztg, 158(11):33, 2017

[42] Schaffir J, Worly BL, Gur TL. Combined hormonal contraception and its effects on mood: a critical review. Eur J Contracept Reprod Health Care, 21(5):347–55, 2016

[43] Skovlund CW, MØrch LS, Kessing LV, Lidegaard Ø. Association of Hormonal Contraception With Depression. JAMA Psychiatry, 73(11):1154–62, 2016

[44] Skovlund CW, MØrch LS, Kessing LV, Lidegaard Ø, Lidegaard Ø. Association of hormonal contraception with suicide attempts and suicides. Am J Psychiatry, 175(4):336–42, 2017

[45] Arzneimittelkommission der deutschen Ärzteschaft: Hormonelle Kontrazeptiva – Neuer Warnhinweis zu Suizidalität als mögliche Folge einer Depression unter der Anwendung hormoneller Kontrazeptiva. Rote Hand Brief, 21.01.2019

[46] Deutsche Apotheker Zeitung: Gestagen-Pille gegen Migräne. Dtsch Apoth Ztg, 157(38):22, 2017

[47] Gröber K, Kisters K. Mikronährstoff-Räuber: Antibabypille. 2. Aufl., Wissenschaftliche Verlagsgesellschaft Stuttgart, 2017

[48] Lupp A. Orale Kontrazeptiva: Risikoreiche Interaktionen. Dtsch Arztebl, Supplement Perpektiven der Gynäkologie, 113(11), 2016

[49] Harms E. Frau muss sich nicht vor Antibiotika fürchten. Dtsch Apoth Ztg, 158(16):32–7, 2018

[50] ABDA-Datenbank: http://abdata.de/datenangebot/abda-datenbank/, 2018

[51] Wöhler C. Kontrazeption pocket: B 14 Spezielle Gesichtspunkte. Börm Bruckmeier Verlag, Grünwald 2016

[52] „Contraception" in BNF 70 – British National Formulary, Bd. 70, BNF.ORG, pp. 682–3, 2015/16

[53] Embryotox: Estrogene. Abrufbar unter: www.embryotox.de/arzneimittel/details/estrogene/ (Zugriff 25.09.2018)

[54] Ludwig M. Hormonelle Kontrazeption – Ein Handbuch für die Praxis: Fertilität nach Absetzen einer hormonellen Kontrazeption. 2. Aufl., optimist Fachbuchverlag, pp. 92–6, Hamburg 2015

[55] Arbeitsgruppe NFP: LAM – stillbedingtes Ausbleiben der Regelblutung. Natürlich und sicher, TRIAS, pp. 129–32, 2005

[56] Embryotox: Gestagene. Abrufbar unter: www.embryotox.de/arzneimittel/details/gestagene/ (Zugriff 09.07.2019)

[57] Ludwig M. Hormonelle Kontrazeption – Ein Handbuch für die Praxis: Stillen und hormonelle Kontrazeptiva. 2. Aufl., optimist Fachbuchverlag, pp. 195–6, Hamburg 2015

[58] Ludwig M. Hormonelle Kontrazeption – Ein Handbuch für die Praxis: Perimenopause und Kontrazeption ab 40plus. 2. Aufl., optimist Fachbuchverlag, pp. 184–91, Hamburg 2015

[59] Vestergaard P, Rejnmark L, Mosekilde L. The effects of depot medroxyprogesteron acetate and intrauterine device use on fracture risk in Danish women. Contraception, 78:459–64, 2008

[60] Deutsches Apothekenportal: DAP-Poster – Orale Kontrazeptiva: Übersicht und Services, 01.04.2016. Abrufbar unter: www.deutschesapothekenportal.de/fileadmin/user_upload/download/poster/dap_poster_orale_kontrazeptiva_g.pdf (Zugriff 13.11.2018)

[61] Deutsches Apothekenportal: DAP-Poster – Orale Kontrazeptiva auf Kassenrezept, 01.08.2017. Abrufbar unter: www.deutschesapothekenportal.de/fileadmin/user_upload/download/arbeitshilfen/dap_arbeitshilfe_53.pdf (Zugriff 22.07.2019)

[62] PTAheute online: Pille im Abo aus dem Internet. Abrufbar unter: www.ptaheute.de/news/artikel/pille-im-abo-aus-dem-internet/ (Zugriff 17.07.2019)

[63] Heinemann K, Saad F, Wiesemes M, White S, Heinemann L. Attitudes toward male fertility control: results of a multinational survey on four continents. Hum Reprod, 20(2):pp. 549–56, 2005

[64] Maucher I. Wann kommt die Pille für den Mann? Dtsch Apoth Ztg, 34:24, 2016

[65] Male Contraceptive Initiative. Abrufbar unter: www.malecontraceptive.org/ (Zugriff 28.01.2019)

[66] Gray A. Male contraceptives: seeking a commercial partner for long-term relationship. The Pharmaceutical Journal, 02.06.2016

[67] DAZ.online: Waschbarer Verhütungsring Annovera in den USA zugelassen. 16.08.2018. Abrufbar unter: www.deutsche-apotheker-zeitung.de/news/artikel/2018/08/16/waschbarer-verhuetungsring-annovera-in-den-usa-zugelassen (Zugriff 16.07.2019)

[68] Pharmazeutische Zeitung: Vaginalring soll vor HIV und Schwangerschaft schützen. 06.03.2014. Abrufbar unter: www.pharmazeutische-zeitung.de/2014–03/vaginalring-soll-vor-hiv-und-schwangerschaft-schuetzen/ (Zugriff 22.07.2019)

[69] Parsemus Foundation. Abrufbar unter: www.parsemus.org/ (Zugriff 09.07.2019)

## Bildnachweis

| | |
|---|---|
| Abb. 2.1 | bigmouse108/stock.adobe.com |
| Abb. 2.2 | Bundeszentrale für gesundheitliche Aufklärung (BZgA), Köln |
| Abb. 2.3 | Bundeszentrale für gesundheitliche Aufklärung (BZgA), Köln |
| Abb. 2.4 | Acaparadora/commonswiki.org |
| Abb. 2.5 | Manuel Findeis/stock.adobe.com |
| Abb. 2.6 | euthymia/stock.adobe.com |
| Abb. 2.7 | Contrel Europe NV, Gent, Belgien |
| Abb. 2.8 | mibe GmbH Arzneimittel, Brehna |
| Abb. 2.9 | Nach Cornelia Schweizer, Paderborn |
| Abb. 2.10 | thingamajiggs/stock.adobe.com |
| Abb. 2.11 | Jenapharm GmbH & Co. KG, Jena |
| Abb. 2.12 | ABDA – Bundesvereinigung Deutscher Apothekerverbände e.V., Berlin |
| Abb. 3.1 | ケイーゴ・ K/stock.adobe.com |
| Abb. 3.2 | Jenapharm GmbH & Co. KG, Jena |
| Abb. 3.3 | MSD Sharp & Dohme GmbH, Haar |
| Abb. 3.4 | Nach Cornelia Schweizer, Paderborn |
| Abb. 3.5 | Nach Cornelia Schweizer, Paderborn |
| Abb. 4.1 | metamorworks/stock.adobe.com |
| Abb. 4.2 | pictworks/stock.adobe.com |
| Abb. 4.3 | nito/stock.adobe.com |
| Abb. 4.4 | Alona Syplyak/stock.adobe.com |
| Abb. 4.5 | Production Perig/stock.adobe.com |
| Abb. 4.6 | Artemida-psy/stock.adobe.com |
| Abb. 4.7 | Anastasiia/stock.adobe.com |
| Abb. 5.1 | PhotographyByMK/stock.adobe.com |
| Abb. 5.2 | kentoh/stock.adobe.com |
| Abb. 5.3 | Nach Parsemus Foundation, Berkeley, California, United States |

# Sachregister

## E



## F



## G



## H

# Die Autorin

**Cornelia Schweizer**

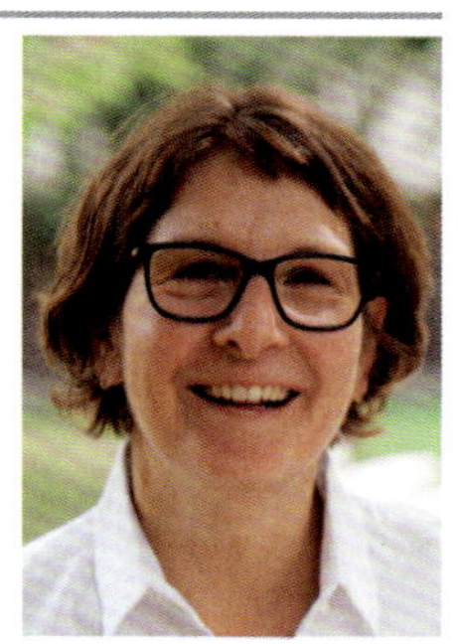

Studium der Pharmazie an der Universität Marburg. In Großbritannien erwarb sie das Postgraduate Diploma in Clinical Pharmacy an der Derby University und war 10 Jahre als Krankenhausapothekerin für den National Health Service tätig. Danach als Apothekerin im paderlog-Zentrum für Krankenhauslogistik und Klinische Pharmazie am Brüderkrankenhaus St. Josef in Paderborn. Seit 2013 tätig als Lehrkraft an der PTA-Fachschule in Paderborn. Als Apothekerin seit 2013 tätig für Albrecht Binder e. K. zunächst in der Apotheke im Facharztzentrum in Paderborn. Seit Januar 2019 Wechsel in die Delphin-Apotheke als Filialleiterin. Sie ist Fachapothekerin für Klinische Pharmazie sowie AMTS-Managerin (AKWL). Seit 2014 Autorin des Deutschen Apotheker Verlags.